Biologia aplicada à educação física

SÉRIE CORPO EM MOVIMENTO

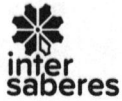

Biologia aplicada à educação física

Vera Lucia Pereira dos Santos

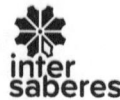

Rua Clara Vendramin, 58 • Mossunguê • CEP 81200-170 • Curitiba • PR • Brasil
Fone: (41) 2106-4170 • www.intersaberes.com • editora@intersaberes.com

Conselho editorial
Dr. Alexandre Coutinho Pagliarini
Dr.ª Elena Godoy
Dr. Neri dos Santos
Dr. Ulf Gregor Baranow

Editora-chefe
Lindsay Azambuja

Gerente editorial
Ariadne Nunes Wenger

Assistente editorial
Daniela Viroli Pereira Pinto

Preparação de originais
Gilberto Girardello Filho

Capa
Laís Galvão (*design*)
Gorodenkoff/Shutterstock
(imagem)

Projeto gráfico
Luana Machado Amaro

Diagramação
LAB Prodigital

Equipe de *design*
Luana Machado Amaro
Mayra Yoshizawa

Iconografia
Sandra Lopis da Silveira
Regina Claudia Cruz Prestes

Dados Internacionais de Catalogação na Publicação (CIP)
(Câmara Brasileira do Livro, SP, Brasil)

Santos, Vera Lucia Pereira dos
  Biologia aplicada à educação física/Vera Lucia Pereira dos Santos.
Curitiba: InterSaberes, 2019. (Série Corpo em Movimento)

  Bibliografia.
  ISBN 978-85-227-0026-4

  1. Biologia 2. Educação física I. Título. II. Série.

19-25592   CDD-613.7

Índices para catálogo sistemático:
  1. Biologia: Educação física   613.7

Cibele Maria Dias – Bibliotecária – CRB-8/9427

1ª edição, 2019.

Foi feito o depósito legal.

Informamos que é de inteira responsabilidade da autora a emissão
de conceitos.

Nenhuma parte desta publicação poderá ser reproduzida por qualquer
meio ou forma sem a prévia autorização da Editora InterSaberes.

A violação dos direitos autorais é crime estabelecido na Lei n. 9.610/1998
e punido pelo art. 184 do Código Penal.

Sumário

Apresentação • 7
Organização didático-pedagógica • 9

Capítulo 1
A biologia, a educação física e o corpo humano • 13
1.1 Área de estudo das ciências biológicas na educação física • 16
1.2 O corpo humano e suas funções vitais • 19
1.3 Metabolismo, anabolismo e catabolismo • 21
1.4 Macronutrientes e micronutrientes • 23
1.5 A água e sua importância para a função corporal • 26

Capítulo 2
Fundamentos de biologia celular: microscópios, a célula e seus componentes • 35
2.1 Microscópios e o estudo das células • 38
2.2 Célula • 47
2.3 A membrana plasmática • 49
2.4 O citoplasma • 72

Capítulo 3

Citoesqueleto, movimentação celular, mitocôndria e respiração celular · 85

3.1 Funções do citoesqueleto · 88
3.2 Mitocôndrias · 93
3.3 Respiração celular aeróbia · 95
3.4 Respiração celular anaeróbica · 101

Capítulo 4

Núcleo, material genético, divisão celular e diferenciação celular · 107

4.1 O núcleo e seus componentes · 110
4.2 Ciclo celular · 123
4.3 Especialização ou diferenciação celular · 129

Capítulo 5

Tecido epitelial e tecido conjuntivo · 137

5.1 Tecido epitelial de revestimento · 140
5.2 Tecido epitelial glandular · 145
5.3 Tecido conjuntivo · 149

Capítulo 6

Tecido muscular e tecido nervoso · 191

6.1 Tecido muscular · 194
6.2 Tecido nervoso · 204
6.3 Potencial de ação · 209
6.4 Junção neuromuscular · 212
6.5 Contração muscular · 213

Considerações finais · 221
Referências · 223
Bibliografia comentada · 229
Respostas · 231
Sobre a autora · 233
Anexos · 235

Apresentação

Os temas trabalhados ao longo deste livro foram dispostos de forma sequencial. A obra se iniciará com uma visão geral da biologia aplicada à área de educação física, passando para os instrumentos que possibilitaram o avanço no estudo da biologia celular e da histologia, tais como os aspectos morfológicos, estruturais e funcionais, bem como a interação entre as células e moléculas do material intercelular na formação dos tecidos.

Nos Capítulos 1 e 2, apresentaremos a estrutura e o funcionamento celular, bem como os instrumentos utilizados na biologia celular que possibilitam a visualização da célula.

No Capítulo 3, faremos uma análise da composição química das membranas biológicas que não apenas revestem as células, mas que foram importantes para a formação das organelas citoplasmáticas e do núcleo. Na sequência, no Capítulo 4, comentaremos os aspectos importantes da divisão celular, bem como dos componentes formadores do citoesqueleto.

Em relação à histologia, no Capítulo 5, explicaremos os conceitos básicos do tecido epitelial de revestimento e glandular, do tecido conjuntivo, e no Capítulo 6, dos tecidos muscular e nervoso. Ainda, apresentaremos a origem embrionária e os aspectos morfológicos de cada tecido, as características que permitem comparar um tecido ao outro e, por fim, as funções exercidas por cada um deles, bem como de que forma se dá a inter-relação entre eles.

Organização didático-pedagógica

Esta seção tem a finalidade de apresentar os recursos de aprendizagem utilizados no decorrer da obra, de modo a evidenciar os aspectos didático-pedagógicos que nortearam o planejamento do material e como você, leitor, pode tirar o melhor proveito dos conteúdos para seu aprendizado.

Introdução do capítulo

Logo na abertura do capítulo, você é informado a respeito dos conteúdos que nele serão abordados, bem como dos objetivos que a autora pretende alcançar.

Síntese

Você conta, nesta seção, com um recurso que o instigará a fazer uma reflexão sobre os conteúdos estudados, de modo a contribuir para que as conclusões a que você chegou sejam reafirmadas ou redefinidas.

Indicações culturais

Nesta seção, a autora oferece algumas indicações de livros, filmes ou *sites* que podem ajudá-lo a refletir sobre os conteúdos estudados e permitir o aprofundamento em seu processo de aprendizagem.

■ Atividades de autoavaliação

1. Ao conjunto de processos químicos responsáveis pela utilização da matéria e da energia pelos organismos dá-se o nome de:
   a) anabolismo.
   b) catabolismo.
   c) metabolismo.
   d) crescimento.
   e) desenvolvimento.

2. A capacidade que os seres vivos possuem para dar origem a novos indivíduos semelhantes a eles é conhecida como:
   a) sexualidade.
   b) crescimento.
   c) fertilização.
   d) reprodução.
   e) bipartição.

3. Em relação aos líquidos presentes nas células, indique a alternativa que contém a estrutura responsável pela separação do líquido intracelular do extracelular:
   a) Membrana celular.
   b) Água.
   c) Citoplasma.
   d) Núcleo.
   e) Retículo endoplasmático.

4. Enumere os itens de acordo com as funções vitais de um ser vivo:
   i. Diferenciação celular.
   ii. Crescimento.
   iii. Metabolismo.
   iv. Movimento.
   v. Reprodução.

Atividades de autoavaliação

Com estas questões objetivas, você tem a oportunidade de verificar o grau de assimilação dos conceitos examinados, motivando-se a progredir em seus estudos e a se preparar para outras atividades avaliativas.

■ Atividades de aprendizagem

Questões para reflexão

1. Ao realizar um experimento com uma célula, um pesquisador dividiu seu citoplasma em duas partes. Uma parte continha o núcleo da célula, e a outra, apenas um pouco do citoplasma. Ao observar as duas partes divididas, ele notou que a que continha o núcleo se manteve viva, mas a outra acabou morrendo. Explique a importância do núcleo para uma célula eucarionte.

2. As células epiteliais geralmente sofrem um turnover (renovação) regular, em razão de sua função e de sua localização. As células da epiderme, que se destacam da superfície, formam-se a partir de células das camadas basais aproximadamente em 28 dias. Cite qual é o tipo de processo que permite a renovação das células da epiderme da pele.

Atividade aplicada: prática

1. A respeito do câncer da pele, Junqueira e Carneiro (2013, p. 357) citam:

   nos adultos, um terço dos tumores se origina na pele, e muitos deles são derivados de células da camada basal da epiderme (carcinoma de células basais) ou de células da camada espinhosa (carcinomas espinocelulares). Ambos, principalmente os carcinomas de células basais, quando descobertos muito cedo podem ser removidos com sucesso. Os tumores da pele são mais frequentes nas pessoas de pele muito clara e que se expõem a muita radiação solar.

   No site do Instituto Nacional de Câncer (Inca)[1], há importantes informações a respeito da incidência de câncer de pele no Brasil. Acesse a página, pesquise as informações mais

   [1] A página do Inca pode ser acessada pelo seguinte link: <https://www.inca.gov.br>. Acesso em: 14 maio. 2019.

Atividades de aprendizagem

Aqui você dispõe de questões cujo objetivo é levá-lo a analisar criticamente determinado assunto e aproximar conhecimentos teóricos e práticos.

Bibliografia comentada

Nesta seção, você encontra comentários acerca de algumas obras de referência para o estudo dos temas examinados.

ALBERTS, B. et al. **Biologia molecular da célula**. 6. ed. Porto Alegre: Artmed, 2017.
  Livro que descreve a célula em seus aspectos estruturais e moleculares, além de toda a sua complexidade.

CARVALHO, H. F.; RECCO-PIMENTEL, S. M. **A célula** 2001. Barueri: Manole, 2001.
  Obra de linguagem fácil que apresenta uma riqueza de informações a respeito da célula.

GARTNER, L. P.; HIATT, J. L. **Tratado de histologia em cores**. 4. ed. Rio de Janeiro: Guanabara Koogan, 2017.
  Livro básico de fácil entendimento cujo objetivo é fundamentar os conceitos básicos da histologia baseados na aplicação clínica da biologia celular e molecular.

JUNQUEIRA, L. C.; CARNEIRO, J. **Biologia celular e molecular**. 9. ed. Rio de Janeiro: Guanabara Koogan, 2012.
  Obra que explica a célula em seus aspectos estruturais e moleculares, de uma forma mais básica.

JUNQUEIRA, L. C.; CARNEIRO, J. **Histologia básica**. 13. ed. Rio de Janeiro: Guanabara Koogan, 2013.
  Livro básico escrito por autores brasileiros e de fácil entendimento, cujo objetivo é fundamentar os conceitos básicos da histologia.

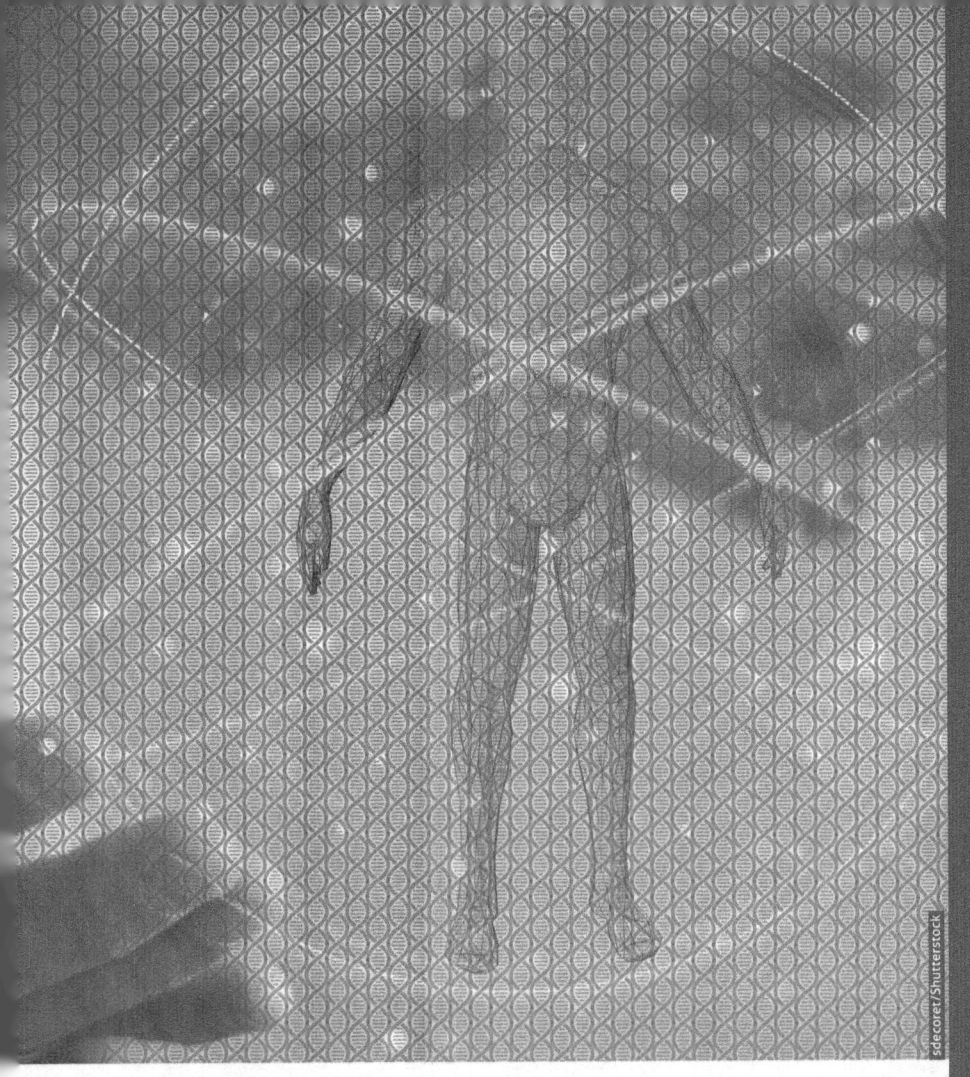

Capítulo 1

A biologia, a educação física e o corpo humano

No campo da educação física, os conhecimentos biológicos são fundamentais para a compreensão do funcionamento geral do corpo humano.

Em geral, nesse contexto, o estudo da biologia divide-se em três níveis – celular, de organismo e de relacionamento entre espécie e meio ambiente –, que, por sua vez, se decompõem em subáreas, cada uma com enfoque em assuntos específicos, porém inter-relacionados.

Sendo assim, como entender a formação de um tecido sem dispor de informações básicas a respeito das células? E quanto ao papel de um órgão específico, como compreendê-lo sem conhecer os tecidos que o compõem? E, ainda, como entender a função exercida por um órgão na formação de um sistema?

1.1 Área de estudo das ciências biológicas na educação física

De início, é importante definir o objeto de estudo de cada área do conhecimento aqui trabalhada. A **biologia** é a ciência que estuda a vida e os organismos vivos, partindo dos níveis mais simples até chegar aos mais complexos. Já a **educação física** é uma ciência que está intimamente relacionada ao corpo humano e a suas funções essenciais.

As diretrizes curriculares para os cursos de Educação Física foram instituídas pelo Conselho Nacional de Educação, em sua Resolução n. 7, de 31 de março de 2004 (Brasil, 2004). No art. 8º desse documento, para os cursos de licenciatura, é disposto que "as unidades de conhecimento específico que constituem o objeto de ensino do componente curricular Educação Física serão aquelas que tratam das dimensões biológicas, sociais, culturais, didático-pedagógicas, técnico-instrumentais do movimento humano" (Brasil, 2004, p. 3-4).

Tanto a licenciatura quanto o bacharelado desse curso são compostos por disciplinas básicas que fazem parte da área das ciências biológicas, como Anatomia, Biologia Celular, Histologia e Fisiologia.

A Anatomia, estudada na fase inicial do curso, trata da forma e da estrutura do corpo humano e de suas partes. A Biologia Celular também faz parte desse início e tem como ponto principal o estudo da célula, no que diz respeito a seus componentes químicos, sua estrutura e seu funcionamento. Após o estudo individual da célula, segue-se com a Histologia, que explana sobre os tecidos biológicos a partir de sua formação através dos folhetos embrionários (ectoderme, mesoderme e endoderme), bem como de suas características morfológicas e funções – para a compreensão desses conteúdos, são necessários os conhecimentos adquiridos nas disciplinas de Anatomia e Biologia Celular.

Essas três disciplinas são de fundamental importância para o entendimento da Fisiologia, que estuda o funcionamento dos órgãos e dos sistemas que formam o organismo. Por sua vez, todas elas, em conjunto, são importantes para a compreensão das funções mecânicas, físicas e bioquímicas dos seres vivos, estudadas na disciplina de Fisiologia do Exercício (Figura 1.1).

Apesar de o estudo dessas áreas ser feito separadamente, a relação interdisciplinar que se estabelece entre elas é fundamental. Para Barros, Conceição e Vieira (2010, p. 2), "A interdisciplinaridade não visa apenas à integração dos conteúdos, ela tem como objetivo principal garantir a construção de um conhecimento global, rompendo com as fronteiras das disciplinas".

Figura 1.1 Disciplinas básicas para o curso de Educação Física

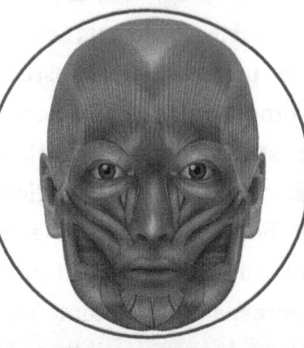

ANATOMIA: estuda a forma e a estrutura do organismo humano e de suas partes.

BIOLOGIA CELULAR: estuda as células quanto a sua estrutura e seu funcionamento.

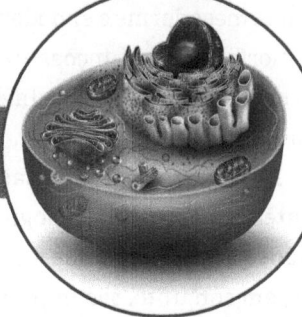

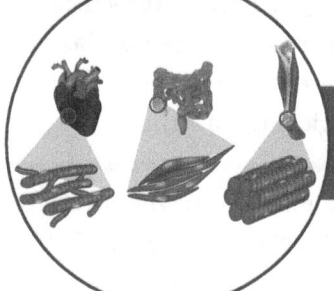

HISTOLOGIA: estuda os tecidos biológicos quanto a sua origem embrionária, suas caracterísicas morfológicas e suas funções.

FISIOLOGIA: estuda o funcionamento do organismo.

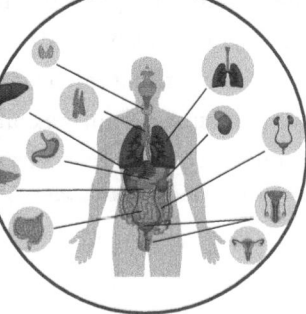

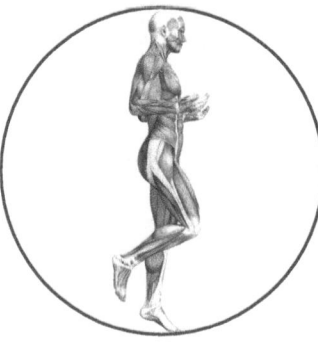

FISIOLOGIA DO EXERCÍCIO: estuda as funções mecânicas, físicas e bioquímicas dos seres vivos.

Tefi, Sakurra, Macrovector e design36/Shutterstock

1.2 O corpo humano e suas funções vitais

O corpo humano é uma estrutura complexa formada a partir de quatro níveis estruturais básicos – **células, tecidos, órgãos** e **sistemas** –, que desempenham funções individuais e interligadas entre si. As funções exercidas por esses componentes estruturais precisam ser realizadas em conjunto para se manter a vida.

Para compreender tal complexidade, faz-se necessário conhecer 1) a composição química da célula, 2) a célula como unidade morfofuncional e 3) o conjunto de células que se organizam para formar os tecidos. Estes se unem e formam os órgãos, que, por sua vez, se relacionam em conjunto para desempenhar uma função comum, formando, assim, os sistemas que – juntos – compõem, todo o corpo.

Aqui, recorremos à fibra muscular estriada esquelética para exemplificar essas noções. Essa célula tem uma forma cilíndrica e alongada, e seu citoplasma contém proteínas contráteis responsáveis por fazê-la desempenhar sua função de contrair e relaxar o músculo. Essas são algumas características da composição química da fibra como uma unidade morfofuncional. Várias células musculares unem-se para formar o tecido muscular estriado esquelético, que, junto com os ossos e as cartilagens, formam o sistema locomotor.

A manutenção da vida do ser humano (e, consequentemente, de toda a sua espécie) se dá por meio das chamadas *funções vitais*, compostas pelos processos de reprodução, metabolismo, diferenciação celular, movimento e crescimento.

A **reprodução** diz respeito à capacidade dos seres vivos de dar origem a novos indivíduos semelhantes a eles. Na reprodução, leva-se em conta não só os animais, mas também outras espécies, como os micro-organismos e as plantas, além de considerar, ainda, o modo como cada ser se reproduz – de forma sexual, quando ocorre o envolvimento de células sexuais ou gametas, ou assexual, sem a participação de gametas.

O **metabolismo** se refere ao conjunto de todas as reações químicas do corpo. Como exemplo, citamos o sistema digestório, no qual ocorre a digestão dos alimentos ingeridos através de um conjunto de reações químicas. A digestão tem início na cavidade oral e termina no intestino delgado, onde os produtos resultantes desses processos químicos são absorvidos.

Na **diferenciação celular**, as células passam por modificações em níveis morfológicos e funcionais, dando origem a grupos de células com formas variadas, cada qual exercendo uma função diferente. Consideremos os eritrócitos (ou hemácias), células presentes no sangue. As células que dão origem a eles, chamadas de *pró-eritroblastos*, encontram-se na medula óssea vermelha ou hematopoiética e passam por modificações morfológicas, gerando quatro tipos de células – eritroblastos basófilo, policromático, ortocromático e reticulócito – até tornarem-se os eritrócitos.

O **movimento** consiste na variação da posição do corpo, com o passar do tempo, em relação a um sistema de referência. Como exemplo, temos os movimentos voluntários dos músculos estriados esqueléticos; estes se ligam aos ossos por meio de tendões e aponeuroses e, quando se contraem, puxam os ossos a que estão presos. No movimento dos braços, ocorre a participação de um par de músculos: o bíceps e o tríceps. Quando o bíceps se contrai, puxa o antebraço, forçando-o a se dobrar. Já a contração do tríceps força o antebraço para baixo.

Por fim, o **crescimento** se refere ao aumento do tamanho físico de um corpo. Essa função vital ocorre devido à incorporação e à transformação dos alimentos em todos os seres vivos: de um micro-organismo mais simples, formado por uma única célula, aos seres vivos multicelulares, como plantas e animais.

1.3 Metabolismo, anabolismo e catabolismo

No organismo, continuamente se realizam reações químicas fundamentais, por meio das quais são desempenhadas as funções corporais e contruídas várias estruturas do corpo. Essas transformações consistem no metabolismo, que se divide em anabolismo e catabolismo, e estão diretamente relacioanadas ao uso e à liberação de energia.

> Durante as reações químicas, pode ocorrer liberação de energia (quando uma ligação química é quebrada) ou gasto de energia (durante a formação de ligações químicas).

Importantes fontes de energia encontradas nos **alimentos**, os **nutrientes** são necessários para a formação de novos componentes corporais e o funcionamento de diversos processos. A **caloria** é a representação métrica de energia produzida por determinados nutrientes quando metabolizados pelo organismo.

O conjunto de processos químicos responsáveis pela transformação e utilização da matéria e da energia pelos organismos denomina-se *metabolismo*.

O **anabolismo** ocorre quando as reações químicas combinam substâncias simples para a formação de moléculas mais complexas, necessitando de energia. A síntese de fibras de colágeno é um exemplo de anabolismo. Essas fibras são encontradas formando a arquitetura estrutural de tecidos formadores de uma das camadas da pele. A síntese dessas fibras é realizada no citoplasma de uma célula denominada fibroblasto. O colágeno é a principal proteína, formada por unidades menores denominadas aminoácidos. Nos processos que ocorrem entre a união desses aminoácidos até a liberação da fibra de colágeno formada, ocorre consumo de energia pelo fibroblasto.

Já o **catabolismo** se refere ao conjunto de reações químicas em que ocorre a degradação de compostos orgânicos complexos formando compostos simples. Nelas, há liberação de energia química de moléculas orgânicas.

Na Figura 1.2, a seguir, há uma representação do anabolismo e do catabolismo, processos recém-descritos.

Figura 1.2 Representação do anabolismo e do catabolismo

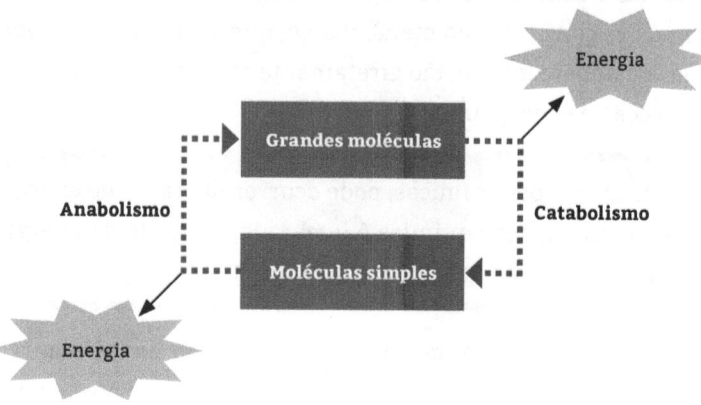

Fonte: Fonseca, 2016.

A energia liberada é usada para produzir o ATP (adenosina trifosfato), um composto altamente energético que é armazenado nos músculos das células animais, principalmente. A molécula de ATP é formada por adenina, ribose e três radicais fosfato (Figura 1.3).

Figura 1.3 Estrutura da molécula de ATP

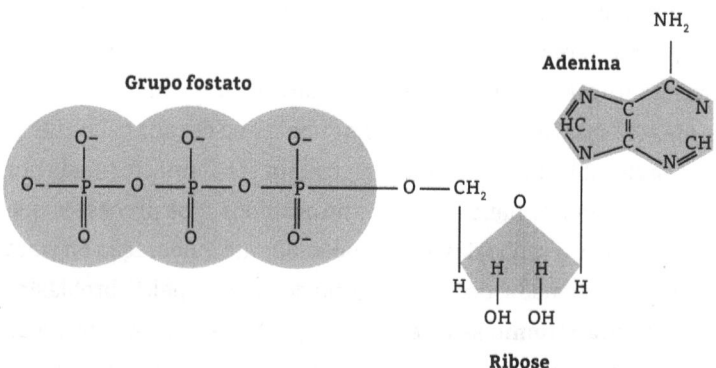

Fonte: Santos, J., 2018a.

O processo de respiração celular é um exemplo de catabolismo, no qual as células retiram em etapas a energia acumulada em compostos orgânicos. Esse processo será apresentado mais adiante, no Capítulo 3.

1.4 Macronutrientes e micronutrientes

Segundo a Organização Mundial da Saúde (OMS, 2019, tradução nossa), "os macronutrientes são nutrientes que são consumidos em quantidades relativamente grandes, como proteínas, carboidratos simples e complexos, e gorduras e ácidos graxos".

Os **carboidratos**, as **proteínas** e os **lipídios** são encontrados em diversos alimentos que podem ser consumidos diariamente.

Os carboidratos são moléculas altamente energéticas, fornecendo a maior parte de energia necessária para o desempenho das atividades físicas. São importantes para produzir e armazenar energia. A molécula do carboidrato é composta por carbono, hidrogênio e oxigênio, em uma proporção de 1:2:1 e representados pela fórmula geral $(CH_2O)n$.

Os carboidratos são classificados em três grupos principais: monossacarídeos, dissacarídeos e polissacarídeos. Os monossacarídeos são as moléculas mais simples, compostos com a fórmula geral $(CH_2O)n$, em que n = 3, 4, 5, 6 ou 7; os dissacarídeos são formados pela ligação covalente de dois monossacarídeos; e os polissacarídeos são macromoléculas formadas por vários monossacarídeos.

O grupo hidroxila (OH) de um açúcar liga-se ao grupo OH de outro açúcar através de uma reação de condensação, em que ocorre a liberação de uma molécula de água. Ligações dessa natureza são desfeitas através de reações que utilizam moléculas de água: reações de hidrólise.

A **glicose** é a principal fonte de energia encontrada nas células. Através de sua quebra por meio de diversas reações químicas, ocorre liberação de energia para a célula. Essa glicose é armazenada sob a forma de glicogênio, nas células animais, e de amido, nas células vegetais.

As proteínas são moléculas compostas por unidades menores denominadas aminoácidos (aa), as quais apresentam um grupo carboxila (–COOH) e um grupo amina (NH_2) ligados ao carbono a (alfa) da molécula. A união entre as moléculas de aminoácidos se dá através de ligações peptídicas, as quais ocorrem até que se forme uma cadeia longa que se enrola em uma estrutura tridimensional característica das proteínas (Figura 1.4).

Figura 1.4 Ligação peptídica entre dois aminoácidos através da terminação amino de uma aminoácido e da terminação carboxílica de outro aminoácido

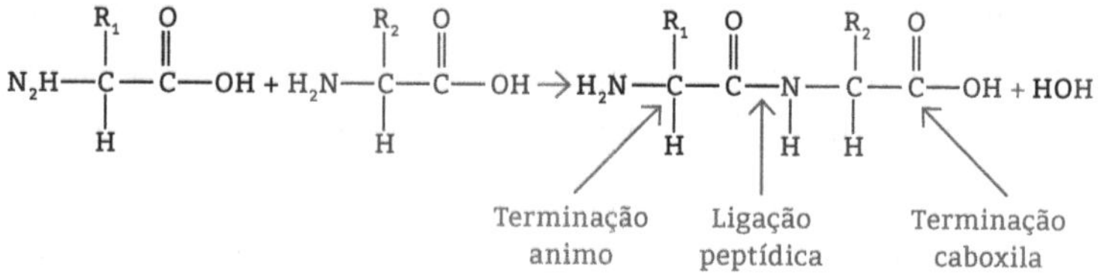

$$N_2H-\underset{H}{\overset{R_1}{C}}-\overset{O}{\overset{\|}{C}}-OH + H_2N-\underset{H}{\overset{R_2}{C}}-\overset{O}{\overset{\|}{C}}-OH \rightarrow H_2N-\underset{H}{\overset{R_1}{C}}-\overset{O}{\overset{\|}{C}}-\underset{H}{N}-\underset{H}{\overset{R_2}{C}}-\overset{O}{\overset{\|}{C}}-OH + HOH$$

Terminação animo   Ligação peptídica   Terminação caboxila

Existem 20 tipos de aminoácidos diferentes. Destes, 11 aminoácidos são denominados *naturais* e produzidos no organismo, e nove são essenciais e devem ser obtidos através da alimentação. Os aminoácidos essenciais são: isoleucina, fenilalanina, treonina, triptofano, valina, histidina, lisina, leucina e metionina.

As proteínas são moléculas estruturais que também contribuem como fonte calórica e atuam no crescimento e na manutenção do organismo. Como exemplo de proteína estrutural, citamos o colágeno, presente nos ossos, nos tendões e na pele. Algumas proteínas funcionam como enzimas, a exemplo da tripsina e da pepsina, que participam do processo da digestão.

Os lipídios são formados por uma cadeia hidrocarbonada (hidrogênio e carbono) na qual está ligado um grupo ácido carboxílico hidrofílico (–COOH). São constituídos de ácidos graxos associados a moléculas de álcool. São insolúveis em água, solúveis em gorduras e solventes orgânicos.

Por apresentarem mais carbonos em sua molécula, os lipídios fornecem taxas maiores de energia do que os carboidratos e as proteínas. Os lipídios de reserva servem como reserva de energia, pois produzem seis vezes mais energia útil, peso a peso, do que a glicose. Os lipídios são armazenados no citoplasma das células como triglicerídeos (três cadeias de ácido graxo ligadas a uma cadeia de glicose). Os lipídios estruturais são componentes estruturais de todas as membranas celulares e são mais complexos que os de reserva.

O consumo de carboidratos em excesso em pessoas que não praticam exercícios físicos e que não gastam a energia que ingerem resulta em acúmulo de gordura, que fica depositada na camada subcutânea da pele, a hipoderme, e ao redor de alguns órgãos.

Diante da falta de carboidratos, o corpo utiliza a gordura armazenada para obter energia, levando a pessoa a emagrecer.

Como já citado, as gorduras são fontes concentradas de energia para o corpo, uma vez que liberam mais que o dobro de energia que a mesma massa de proteínas ou carboidratos.

Os micronutrientes são mais simples que os macronutrientes, porém são de extrema importância para o organismo no desempenho de funções específicas e vitais nas células e nos tecidos. São necessários em quantidades menores, não geram energia e não necessitam de digestão para serem absorvidos.

De acordo com a OMS (2019, tradução nossa), "os micronutrientes são vitaminas e minerais, que são consumidos em quantidades relativamente menores, mas que são essenciais para funções orgânicas".

Segundo o *Guia alimentar para a população brasileira*, do Ministério da Saúde (Brasil, 2014, p. 82):

> As carnes vermelhas são excelentes fontes de proteína de alta qualidade e têm teor elevado de muitos micronutrientes, especialmente ferro, zinco e vitamina B12. Porém tendem a ser ricas em gorduras em geral e, em especial, em gorduras saturadas, que, quando consumidas em excesso, aumentam o risco de doenças do coração e de várias outras doenças crônicas. Além disso, há evidências convincentes de que o consumo excessivo de carnes vermelhas pode aumentar o risco de câncer de intestino.

Uma nutrição equilibrada é importante para um bom desempenho físico, uma vez que os nutrientes fornecem a fonte de energia necessária para o funcionamento biológico, além de proporcionar elementos básicos para a formação de novas células e tecidos.

1.5 A água e sua importância para a função corporal

A água é o constituinte mais abundante do corpo humano, correspondendo a aproximadamente 60% do peso corporal. Nas células, ela contribui com cerca de 65% a 75% do volume celular.

Em cada molécula de água, dois átomos de hidrogênio estão ligados a um átomo de oxigênio por ligação covalente (Figura 1.5). Essa molécula é considerada um dipolo, sendo positiva no lado dos dois hidrogênios e negativa no lado do oxigênio. A molécula de água é assimétrica, pois os dois átomos do hidrogênio formam com o do oxigênio um ângulo de 104,9°.

Devido a sua natureza dipolar, ela é considerada um dos melhores solventes universais.

Figura 1.5 Representação esquemática de uma molécula de água, formada por dois átomos de hidrogênio (H) e um átomo de oxigênio (O)

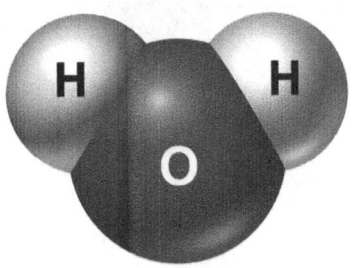

A água desempenha importantes funções e, por isso, é um componente vital ao organismo. Ela atua como meio para reações químicas, pois a maioria das reações intracelulares ocorre em ambiente aquoso. Além disso, ela é responsável por controlar a temperatura corpórea, tornando o suor liberado pelas glândulas sudoríparas mais aquoso em temperaturas mais altas.

No sangue, a água faz parte do plasma sanguíneo, facilitando o transporte e a distribuição de nutrientes e gases, como o oxigênio (O_2) e o gás carbônico (CO_2), sendo, ainda, importante para a eliminação de refugos metabólicos através da circulação sanguínea.

Além disso, a água é o componente fundamental de fluídos lubrificantes, como, por exemplo, o muco, presente na cavidade oral, e o líquido sinovial, produzido pelas membranas sinoviais – um líquido transparente e viscoso encontrado nas articulações e nas bainhas de tendões.

De acordo com a Organização Mundial da Saúde (OMS, 2019, tradução nossa), "o consumo de água e vários nutrientes é essencial para o crescimento, a reprodução e a boa saúde".

A seguir, a Figura 1.6 ilustra algumas das funções exercidas pela água.

Figura 1.6 Funções exercidas pela água no corpo humano

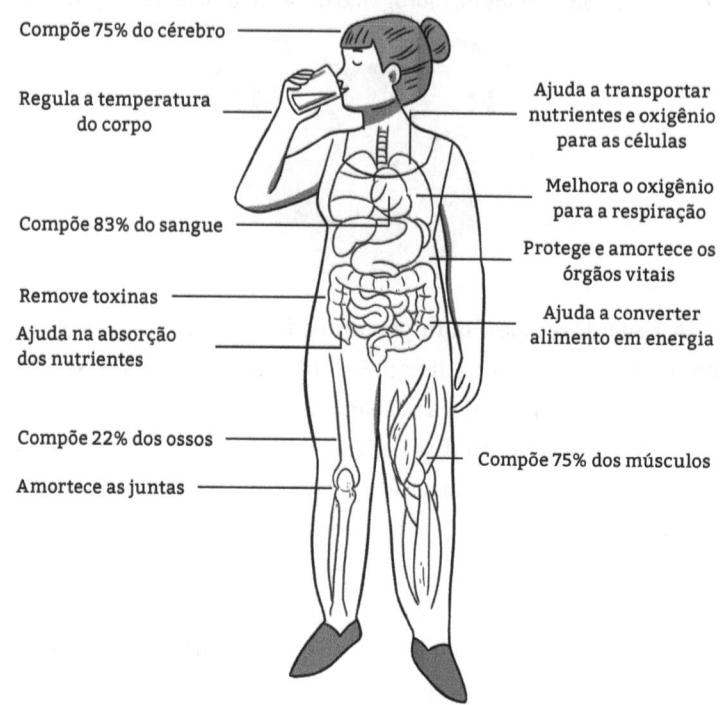

De acordo com o *Guia alimentar para a população brasileira*, do Ministério da Saúde (Brasil, 2014, p. 85):

> A água é essencial para a manutenção da vida. Sem ela, não sobrevivemos mais do que poucos dias. O total de água existente no corpo dos seres humanos corresponde a 75% do peso na infância e a mais da metade na idade adulta. Como qualquer alimento, a quantidade de água que precisamos ingerir por dia é muito variável e depende de vários fatores. Entre eles estão a idade e o peso da pessoa, a atividade física que realiza e, ainda, o clima e a temperatura do ambiente onde vive. Para alguns, a ingestão de dois litros de água por dia pode ser suficiente; outros precisarão de três ou quatro litros ou mesmo mais, como no caso dos esportistas.

1.5.1 Compartimentos dos líquidos corporais: intracelular e extracelular

Os fluídos corporais ou fluídos biológicos são líquidos encontrados no organismo e que correspondem a uma média de 55% a 60% do peso corpóreo total de um indivíduo.

Quanto aos líquidos, não se referem apenas à água, mas a todas as substâncias nela dissolvidas. De todo o fluído corporal, aproximadamente 2/3 estão no interior das células, formando o líquido intracelular, e 1/3 corresponde ao líquido extracelular, em que estão incluídos todos os outros fluídos corporais.

Nas células, o líquido intracelular é separado do líquido extracelular por uma membrana celular permeável à água, porém, impermeável a alguns eletrólitos encontrados pelo corpo. Nele são encontrados alguns íons cloreto, sódio e cálcio em pouca quantidade; íons potássio e fosfato em maior quantidade; magnésio e sulfato em quantidade significativa; e pouco cálcio.

Entre os líquidos extracelulares, 80% correspondem ao líquido intersticial, encontrado na matriz extracelular presente nos tecidos. Os 20% restantes se referem ao plasma sanguíneo. Nesse líquido, são encontradas grandes quantidades de íons cloreto, sódio, cálcio e bicarbonato.

> A composição iônica do citoplasma é diferente da que existe no meio extracelular, graças principalmente a moléculas transportadoras de íons localizadas na membrana plasmática (bombas iônicas) que expulsam da célula certos íons e transportam outros seletivamente do meio extracelular para o citoplasma. A distribuição do Na^+ e do K^+ é um exemplo marcante. O interior da célula contém muito K^+ e pouco Na^+, enquanto no líquido extracelular a situação se inverte, a concentração de Na^+ é mais elevada e a de K^+ muito baixa. Essa diferença de concentração é fundamental para várias atividades celulares.
>
> Fonte: Moriscot; Carneiro; Abrahamsohn, 2004, p. 11.

Síntese

Neste capítulo, abordamos a complexidade do corpo humano em sua organização estrutural e sua associação, bem como suas principais funções vitais. Ainda, explicamos que no organismo continuamente ocorrem reações químicas fundamentais para a construção estrutural, bem como para as várias funções desempenhadas por diferentes estruturas do corpo, graças à transformação e à utilização da matéria e da energia. Através das reações químicas, pode ocorrer formação de moléculas mais complexas através de substâncias simples, com gasto de energia, ou ocorrer quebra de compostos mais complexos, resultando na formação de compostos simples, fornecendo energia ao corpo.

Indicações culturais

A DIETA do palhaço. Direção: Morgan Spurlock. EUA, 2004. 100 min.

> Assista ao filme *A dieta do palhaço*, que mostra a experiência de um rapaz que, durante um mês, só ingeriu alimentos da rede norte-americana de *fast-food* McDonald's. Semanalmente, ele mostra as consequências que esse tipo de alimentação causa à saúde, comprovadas através de exames.

WHO – World Health Organization. **Healthy Diet**. Fact Sheet n. 394, May 2015. Disponível em: <http://www.who.int/nutrition/publications/nutrientrequirements/healthydiet_factsheet394.pdf>. Acesso em: 21 fev. 2019.

> Recomendamos a leitura do documento intitulado *Healthy Diet*, da Organização Mundial da Saúde, que apresenta um conjunto de recomendações para uma alimentação saudável.

Atividades de autoavaliação

1. Ao conjunto de processos químicos responsáveis pela utilização da matéria e da energia pelos organismos dá-se o nome de:
   a) anabolismo.
   b) catabolismo.
   c) metabolismo.
   d) crescimento.
   e) desenvolvimento.

2. A capacidade que os seres vivos possuem para dar origem a novos indivíduos semelhantes a eles é conhecida como:
   a) sexualidade.
   b) crescimento.
   c) fertilização.
   d) reprodução.
   e) bipartição.

3. Em relação aos líquidos presentes nas células, indique a alternativa que contém a estrutura responsável pela separação do líquido intracelular do extracelular:
   a) Membrana celular.
   b) Água.
   c) Citoplasma.
   d) Núcleo.
   e) Retículo endoplasmático.

4. Enumere os itens de acordo com as funções vitais de um ser vivo:
   I. Diferenciação celular.
   II. Crescimento.
   III. Metabolismo.
   IV. Movimento.
   V. Reprodução.

( ) Variação na posição do corpo, no decorrer do tempo em relação a uma referência.
( ) Conjunto de todas as reações químicas que ocorrem no organismo.
( ) Os seres vivos dão origem a novos indivíduos semelhantes a eles.
( ) As células passam por modificações a níveis morfológicos e funcionais.
( ) Aumento do tamanho físico do corpo de um ser vivo devido à incorporação e transformação dos alimentos.

A seguir, assinale a alternativa que apresenta a sequência correta:

a) III, IV, V, I, II.
b) IV, III, V, I, II.
c) I, II, III, IV, V.
d) II, I, V, IV, III.
e) V, III, IV, I, II.

5. Com relação à interdisciplinaridade, marque a alternativa **incorreta**:

a) Ela visa à integração dos conteúdos.
b) Tem como objetivo principal a construção de um conhecimento global.
c) É pertinente quando separa as disciplinas básicas das específicas de um curso.
d) É capaz de romper com as fronteiras das disciplinas.
e) Ela simplifica o processo de aprendizagem.

■ Atividades de aprendizagem

Questões para reflexão

1. Em uma dieta vegetariana, os indivíduos não consomem carne vermelha, rica em proteínas e micronutrientes. Esse tipo de dieta pode auxiliar o praticante a atingir uma variedade de objetivos de saúde, como perda de peso, além de trazer benefícios cardiovasculares e de possibilitar um maior controle e gerenciamento de doenças como a diabetes. Cite os tipos de micronutrientes fornecidos pela carne vermelha e três tipos de alimentos que poderiam ser ingeridos em substituição à carne vermelha e que contêm esses nutrientes.

2. No curso de Educação Física, a interdisciplinaridade é fundamental para a complementação do conhecimento geral. Qual seria o prejuízo para o curso caso a interdisciplinaridade não ocorresse?

Atividade aplicada: prática

1. A respeito dos carboidratos, estudados neste capítulo, realize uma pesquisa que informe a quantidade necessária de carboidratos a ser ingerida por um adulto que pratica exercícios físicos regularmente.

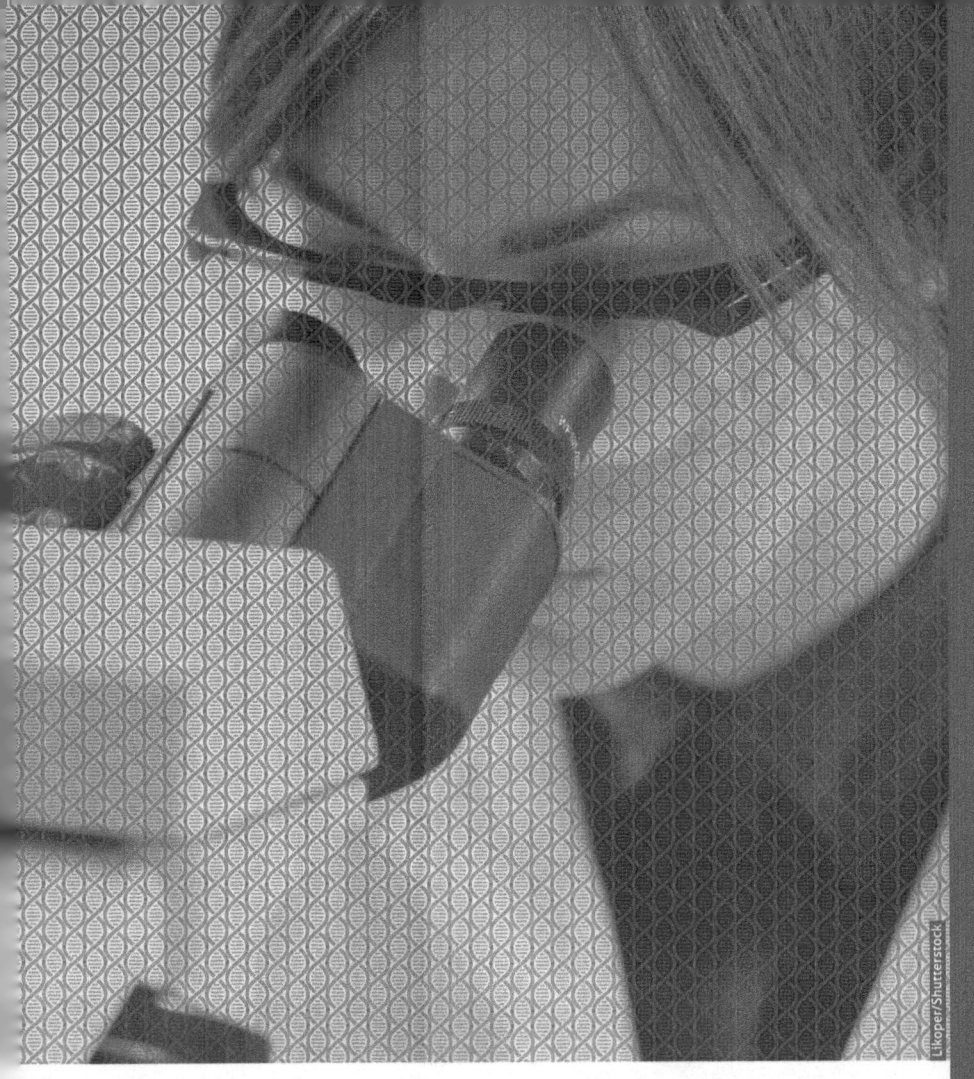

Capítulo 2

Fundamentos de biologia celular: microscópios, a célula e seus componentes

A biologia é a ciência que estuda a célula no que diz respeito a sua composição estrutural, suas funções e seu papel na formação dos seres vivos. Os conhecimentos adquiridos sobre as células foram obtidos através de vários métodos de investigação que são utilizados até os dias atuais.

Um dos avanços da biologia celular só foi possível graças às investigações realizadas através de aparelhos denominados *microscópios*. A invenção do primeiro microscópio ocorreu no ano de 1590 e foi atribuída a um holandês chamado Zacharias Janssen, um fabricante de óculos. Em 1665, Robert Hooke observou pela primeira uma célula em um fragmento de cortiça através de um **microscópio composto** criado por ele e que apresentava dois tipos de lentes, uma ocular e uma objetiva. Por volta de 1839, muitos anos após a observação da célula, Matthias Schleiden e Theodor Schwann estabeleceram que a célula é a unidade funcional de todos os seres vivos.

A invenção do primeiro microscópio eletrônico realizada pelo físico alemão Ernest Ruska, no ano de 1931, tornou o estudo da célula ainda mais aprimorado, pois através dele foi possível visualizar estruturas e organelas não vistas pelo microscópio óptico. Os microscópios óptico e eletrônico contribuíram muito para o conhecimento das células e de suas estruturas.

2.1 Microscópios e o estudo das células

A investigação mais detalhada da célula e de sua composição estrutural é realizada através de microscópios. Há dois tipos de miscrocópio que podem ser utilizados para isso: o microscópio óptico ou de luz e o microscópio eletrônico.

2.1.1 Microscópio óptico ou de luz

O microscópio óptico ou de luz foi o principal instrumento que possibilitou o descobrimento das células, estruturas invisíveis a olho nu. Através dele, é possível aumentar o tamanho das células até 1.000 vezes e revelar detalhes de até 0,2 μm (micrômetro).

O microscópio óptico é composto por uma parte mecânica e uma parte óptica. A primeira é constituída por pé ou base, parafusos macrométrico e micrométrico, platina ou mesa, pinça ou presilha, braço ou coluna, tubo ou canhão das oculares e revólver. Já a segunda é formada por lentes condensadoras, objetivas e oculares e sistema de iluminação.

A Figura 2.1, a seguir, mostra as partes que compõem um microscópio óptico.

Figura 2.1 Partes de um microscópio óptico

Labels: Ocular; Tubo ou canhão; Coluna; Revólver; Objetiva; Pinça; Platina; Diafragma; Parafuso macrométrico; Condensador; Parafuso micrométrico; Fonte de luz; Pé ou base

Evandro Marenda

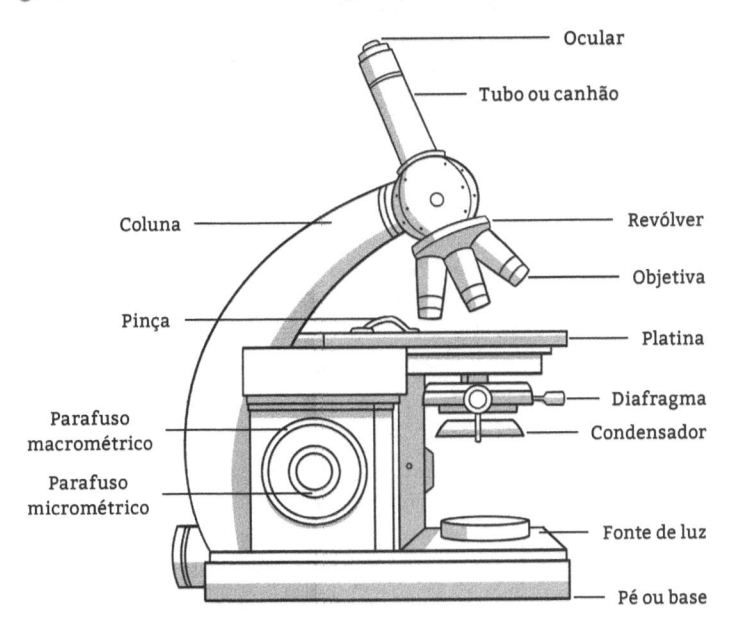

Fonte: Guerreiro, 2009.

Através do microscópio óptico, as células podem ser visualizadas individualmente ou formando os diferentes tecidos corporais. Por isso, trata-se do principal equipamento para o estudo da biologia celular e da histologia.

Para a observação de células ou tecidos, são utilizadas técnicas especiais para o preparo do material e, ainda, são empregados corantes específicos para o que se pretende estudar. No preparo de lâminas permanentes que contém uma amostra do material a ser estudado, são seguidos os passos descritos no Quadro 2.1, a seguir.

Quadro 2.1 Etapas do preparo de lâminas permanentes

Etapas do preparo de lâminas	Função
Anestesia	A escolha do anestésico é uma etapa importante, para evitar que o animal utilizado não sofra.
Coleta do material	É realizada em animais de laboratório e inclui sapos, cobaias, cães, ratos, camundongos, saguis, pombos etc. Animais de maior porte também podem ser utilizados.
Fixação	Preserva os tecidos de modo que as estruturas se mantenham normais e muito próximas do natural; evita a autólise; impede a atividade e a proliferação de bactérias; endurece o material e aumenta a afinidade das estruturas celulares pelos corantes.
Desidratação	Visa a retirada de toda a água do tecido, a qual é substituída inicialmente por uma série crescente de álcool etílico (70% até 100%).
Diafanização	Processo fundamental que visa a retirada de toda a água pelo xilol ou benzol e tem por objetivo deixar as peças transparentes para a passagem de luz, por serem miscíveis com a resina e o meio de montagem.
Infiltração	O material é levado à estufa a uma temperatura de aproximadamente 45 °C, durante um tempo variável, dependendo da espessura do material e do tamanho da peça.
Inclusão	O material é incluído em temperatura ambiente em uma resina líquida, formando-se um bloco, que deve ser deixado por algumas horas em geladeira, para seu completo endurecimento, facilitando o corte.
Microtomia	Objetiva cortar o material através de um aparelho denominado *micrótomo*. O material é cortado e imediatamente colocado sobre as lâminas. Os cortes obtidos variam de 10 μm a 15 μm de espessura.
Coloração	Nessa etapa, são utilizadas substâncias corantes que imprimem sua cor aos elementos do tecido, e a sua escolha vai depender do tipo de estudo a ser realizado.
Montagem	Cola-se uma lamínula sobre o material aderido à lâmina. Para isso, utiliza-se um meio conservador que não altere o resultado final do material.

Fonte: Elaborado com base em Ribeiro; Reis Filho; Grötzner, 2012.

As substâncias chamadas *corantes* são fundamentais para a observação do material preparado ao microscópio óptico, pois a maioria das estruturas celulares e/ou teciduais são transparentes e incolores, o que dificulta o seu estudo. Por essa razão, foram criados numerosos processos de coloração que tornam visíveis os diversos componentes celulares.

Para o estudo dos tecidos e de seus componentes, a coloração mais utilizada é composta por dois tipos de corantes, conhecidos como *HE*: a hematoxilina, que destaca com azul o núcleo e as substâncias ácidas do citoplasma; e a eosina, que destaca em rosa o citoplasma, o colágeno, as hemácias e os tecidos musculares.

2.1.2 Microscópio eletrônico

Outro importante instrumento para o estudo das células é o **microscópio eletrônico**, utilizado para aumentos acima de 1.000 vezes e que pode revelar detalhes medindo poucos nanômetros (nm), não visíveis ao microscópio óptico.

Para a observação das estruturas celulares e teciduais, também são utilizadas técnicas especiais, porém os corantes não são usados.

O microscópio eletrônico é composto basicamente pelas seguintes partes:

- um **canhão eletrônico**, que contém um filamento de tungstênio (fonte de elétrons) que é aquecido em potenciais que vão de 20 a 120 kV (quilovolt);
- um **sistema de bombas**, responsável pela produção de alto vácuo e que permite aos elétrons migrarem pelo tubo do aparelho, além de evitar a combustão do filamento pelo oxigênio do ar;

- um **sistema elétrico**, que supre as tensões e correntes do aparelho;
- **lentes eletromagnéticas**, bobinas que produzem um campo magnético atuante sobre os elétrons, tendo um efeito semelhante ao de uma lente comum para a luz.
- uma **tela fluorescente**, responsável por produzir uma imagem final visível, quando atingida pelos elétrons.
- existem basicamente dois tipos de microscópios eletrônicos: o **microscópio eletrônico de transmissão (MET)** e o **microscópio eletrônico de varredura (MEV)**.

Na Figura 2.2, a seguir, ilustramos o interior de um miscroscópio óptico, um miscroscópio eletrônico de transmissão e um microscópio eletrônico de varredura.

Figura 2.2 Microscópio óptico (A), microscópio eletrônico de transmissão (B) e microscópio eletrônico de varredura (C)

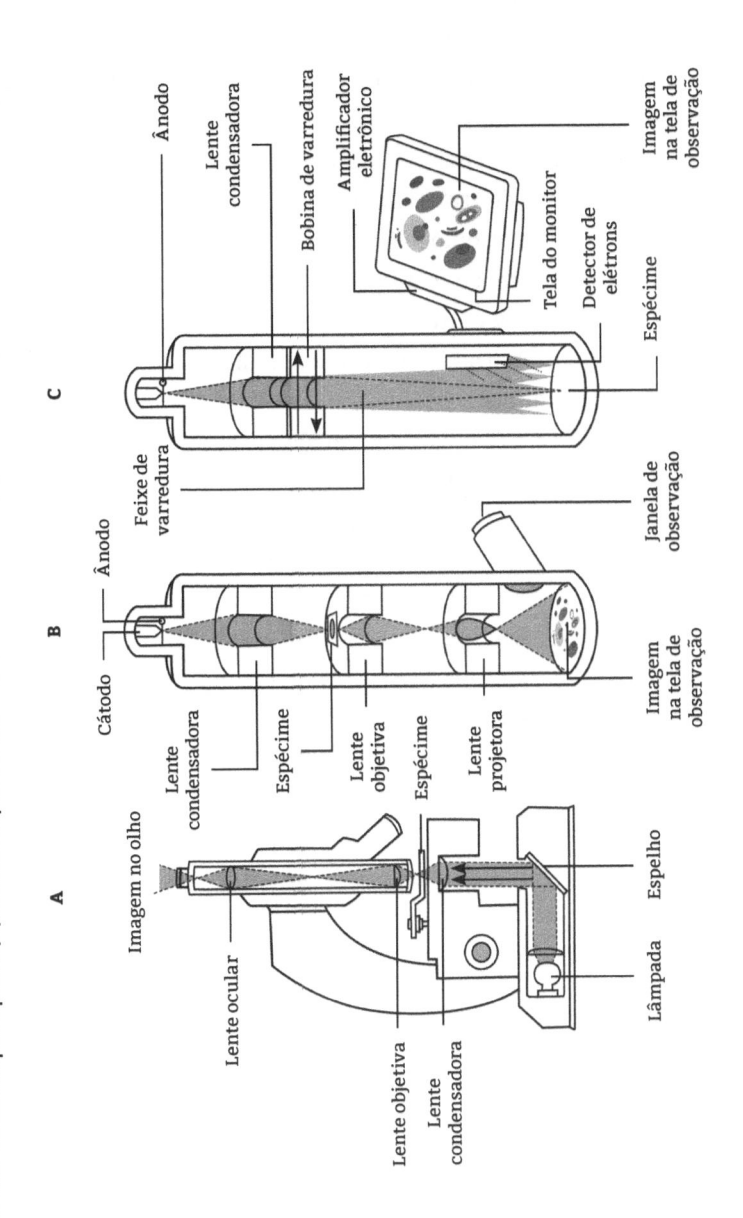

No microscópio eletrônico de transmissão, os elétrons interagem com o material, o qual deve ser extremamente fino, para permitir a sua passagem para formar a imagem. Nele, tornam-se visíveis as membranas celulares, as organelas e até mesmo algumas macromoléculas celulares.

As etapas de preparo do material a ser observado ao microscópio eletrônico de transmissão são muito semelhantes às que envolvem o microscópio óptico. Porém, os cortes analisados são ultrafinos e variam de 20 a 100 nm de espessura, obtidos através de um aparelho denominado *ultramicrótomo*. Além disso, em vez de corantes, o material é contrastado por metais cujos átomos são de alto peso atômico.

Por sua vez, o microscópio eletrônico de varredura possibilita a visualização de imagens tridimensionais. Os materiais analisados podem ser relativamente grandes, como todo o corpo de um inseto ou de uma aranha.

O material é recoberto por uma camada muito delgada de ouro, o qual é varrido por um feixe de elétrons focalizados através de uma bobina eletromagnética. Tais elétrons são, então, colhidos por um coletor e, deste, passam para um sistema de ampliação, sendo transformados em pontos de maior ou menor luminosidade, em uma tela semelhante a um televisor.

A Figura 2.3, a seguir, mostra fotografias dos três tipos de microscópios estudados até este momento.

Figura 2.3 Fotografias dos três tipos de microscópios

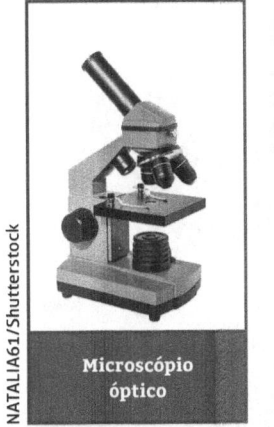

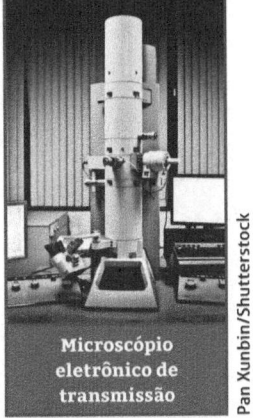

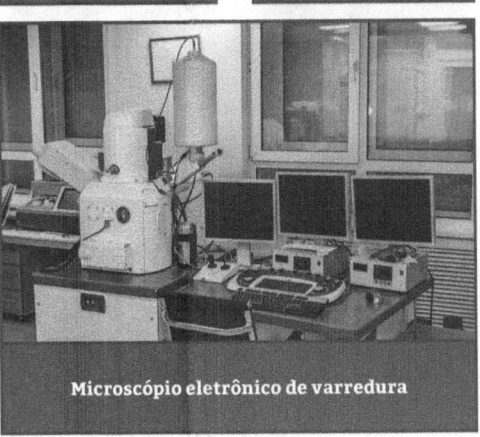

Microscópio óptico

Microscópio eletrônico de transmissão

Microscópio eletrônico de varredura

As fotografias feitas das imagens obtidas através de um microscópio eletrônico de transmissão ou de varredura são denominadas *eletromicrografias*, e as obtidas através de um microscópio de luz são chamadas de *micrografias*.

Na Figura 2.4, a seguir, a primeira imagem mostra neutrófilos humanos vistos ao microscópio eletrônico de transmissão, e a segunda, grãos de pólen visualizados por meio de um microscópio eletrônico de varredura.

Figura 2.4 Materiais obtidos através de um microscópio eletrônico de transmissão (acima) e de um microscópio eletrônico de varredura (abaixo)

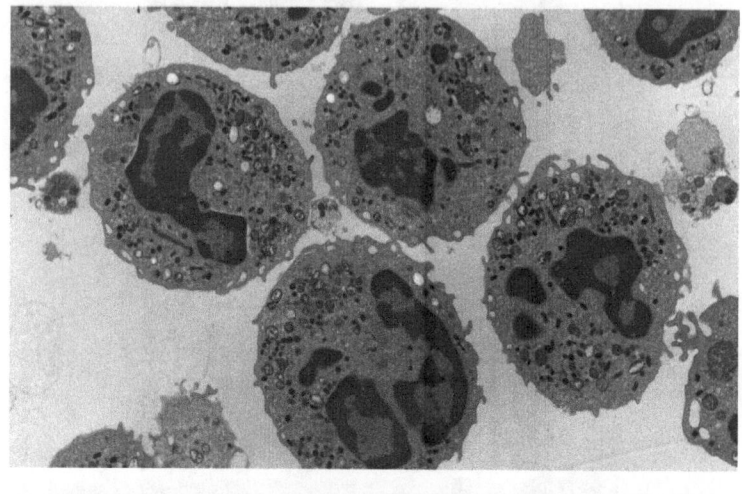

Dlumen/Shutterstock

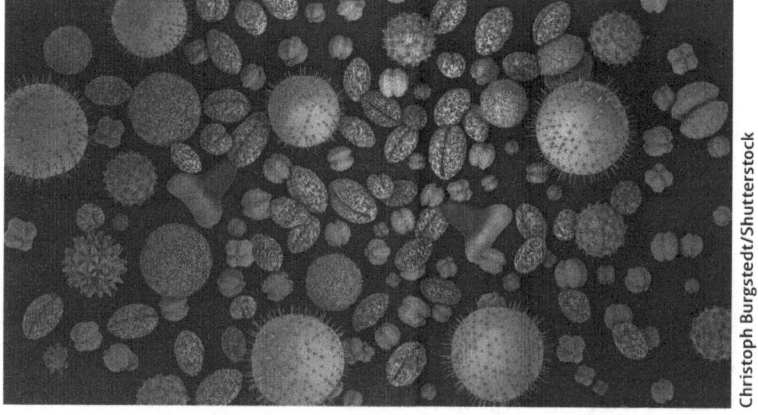

Christoph Burgstedt/Shutterstock

Por fim, no Quadro 2.2, apresentamos as principais diferenças entre os microscópios óptico e eletrônico.

Quadro 2.2 Principais diferenças entre o microscópio de luz e o microscópio eletrônico

Aspectos de comparação	Microscopia óptica	Microscopia eletrônica
Fonte de radiação	Luz visível	Elétrons
Unidade de medida de tensão	De 110 V a 220 V (volts)	De 20 Kv a 120 Kv (quilovolt)
Lentes	De vidro	Bobinas eletromagnéticas
Ampliação	Até 1.000 vezes	Acima de 1.000 vezes, chegando acima de 100.000 vezes
Cor da imagem	Geralmente colorida	Preto e branco
Material a ser observado	Preparado a fresco (vivo ou não) ou permanente e depositado sobre uma lâmina de vidro	Preparado sobre uma pequena tela de cobre ou sobre um suporte de metal

Fonte: Elaborado com base em Carvalho; Recco-Pimentel, 2001.

2.2 Célula

A célula é a unidade estrutural e funcional de todos os seres vivos. Os indivíduos que apresentam organização celular podem ser unicelulares, formados por uma única célula, ou pluricelulares, formados por várias células.

O corpo humano, por exemplo, apresenta cerca de 100 trilhões de células, aproximadamente, as quais apresentam diferentes formas, desempenham diversas funções e, ainda, unem-se para formar os tecidos corporais.

De acordo com a sua organização, as células são classificadas em *procariontes* e *eucariontes*. A diferença entre os dois tipos de células está na presença de um envoltório ou envelope nuclear em torno do núcleo nas células eucariontes, bem como na quantidade de organelas que cada uma delas apresenta. Por sua vez, a célula procarionte mede aproximadamente 2 μm (2 micrômetros) de comprimento e, diferente da eucarionte, seu núcleo não é individualizado e envolto pelo envelope nuclear.

Essa célula apresenta uma parede celular rígida, formada por proteínas e glicosaminoglicanos (GAGs) que mantêm a forma da célula, proporcionando-lhe um suporte mecânico. Já nas células eucariontes, essas funções são exercidas pelo citoesqueleto, que não é encontrado nas células procariontes. Logo abaixo da parede celular, encontra-se a membrana plasmática.

No citoplasma, são encontrados polirribossomos, formados por ribossomos e moléculas de ácido ribonucleico mensageiro (RNAm), e dois cromossomos idênticos e circulares (nucleoides).

Algumas células procariontes, como as bactérias e as algas azuis (cianofíceas), podem apresentar clorofila e outros pigmentos associados à captação de energia luminosa.

A Figura 2.5, a seguir, mostra uma célula procarionte e seus componentes.

Figura 2.5 Célula procarionte e seus componentes

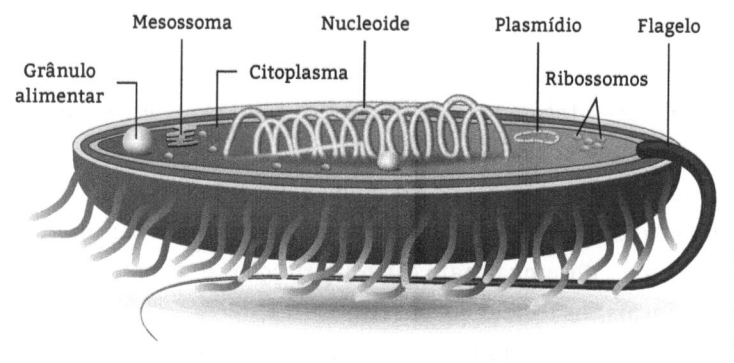

Designua/Shutterstock

Diferente da célula procarionte, a célula eucarionte apresenta três regiões distintas: a membrana plasmática, o envoltório externo das células; o citoplasma, a região da célula que contém as organelas e os depósitos de substâncias; e o núcleo, que guarda o material genético.

Na célula eucarionte (Figura 2.6), a membrana plasmática divide a célula em compartimentos, as organelas, para que cada uma delas execute suas funções separadamente.

Figura 2.6 Célula eucarionte e suas partes

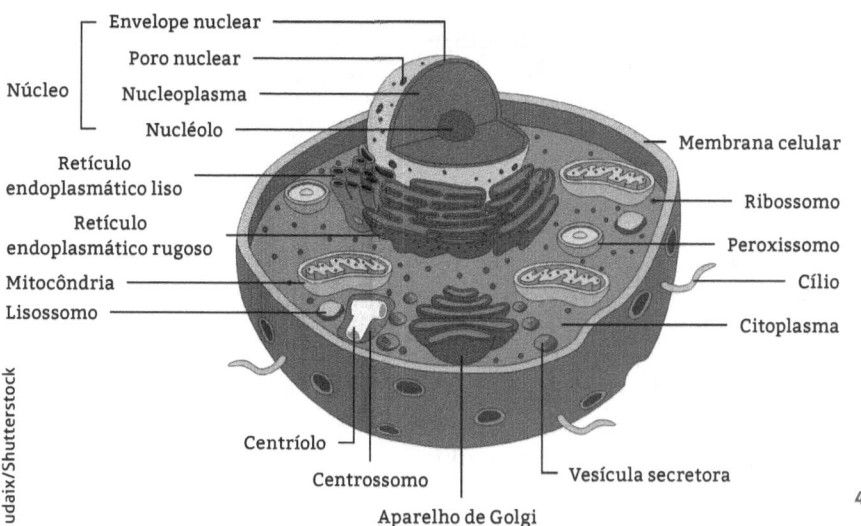

- Núcleo
  - Envelope nuclear
  - Poro nuclear
  - Nucleoplasma
  - Nucléolo
- Retículo endoplasmático liso
- Retículo endoplasmático rugoso
- Mitocôndria
- Lisossomo
- Centríolo
- Centrossomo
- Aparelho de Golgi
- Vesícula secretora
- Citoplasma
- Cílio
- Peroxissomo
- Ribossomo
- Membrana celular

udaix/Shutterstock

2.3 A membrana plasmática

A membrana plasmática é a parte mais externa que envolve a célula e define seus limites, separando o meio intracelular do extracelular. Além disso, ela é responsável por: controlar a movimentação de substâncias para dentro e para fora da célula (permeabilidade seletiva); regular a interação célula-célula; reconhecer, através de receptores, antígenos (corpos estranho), células estranhas, bem como células alteradas; e, ainda, proporcionar a manutenção da integridade da estrutura da célula.

O modelo mais aceito para a estrutura da membrana plasmática é o modelo mosaico fluído, sugerido por Singer e Nicholson em 1972 (Figura 2.7), o qual propõe a existência de uma bicamada lipídica que contém um grande número de moléculas de proteínas flutuando nela.

Figura 2.7 Modelo mosaico fluído, proposto por Singer e Nicholson em 1972

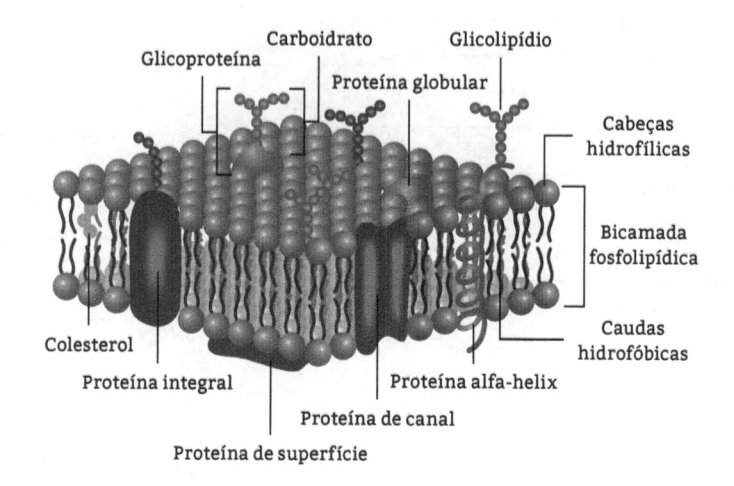

2.3.1 Componentes da membrana plasmática

A membrana plasmática é constituída de lipídios, proteínas e carboidratos (hidratos de carbono). Porém, a proporção desses componentes pode variar, conforme o tipo de membrana. Por exemplo, a membrana de mielina contém 80% de lipídios, e a membrana mitocondrial interna, 25% de lipídios.

2.3.1.1 Lipídios

Os lipídios estruturais constituem cerca de 50% da massa da maioria das membranas de células animais.

De acordo com Carvalho e Recco-Pimentel (2001, p. 40), os lipídios "são substâncias orgânicas insolúveis em água e solúveis em solventes orgânicos".

As moléculas de lipídios são anfipáticas, por apresentarem uma extremidade polar (com carga elétrica) e hidrofílica e uma longa cadeia apolar (não ionizada) e hidrofílica.

Os lipídios mais abundantes são os fosfolipídios, que têm uma cabeça polar e duas caudas de hidrocarboneto apolar. Entre eles, encontram-se os fosfoglicerídios (fosfatidilcolina, fosfatidiletanolamina, fosfatidilserina e fosfatidiltreonina), os esfingolipídios e o colesterol, que é encontrado somente nas membranas das células animais.

Outro componente importante da membrana plasmática são os glicolipídios. Os mais abundantes nas células animais são os glicoesfingolipídios, que são componentes de muitos receptores da superfície celular.

Figura 2.8 Tipos de lipídios presentes na membrana plasmática

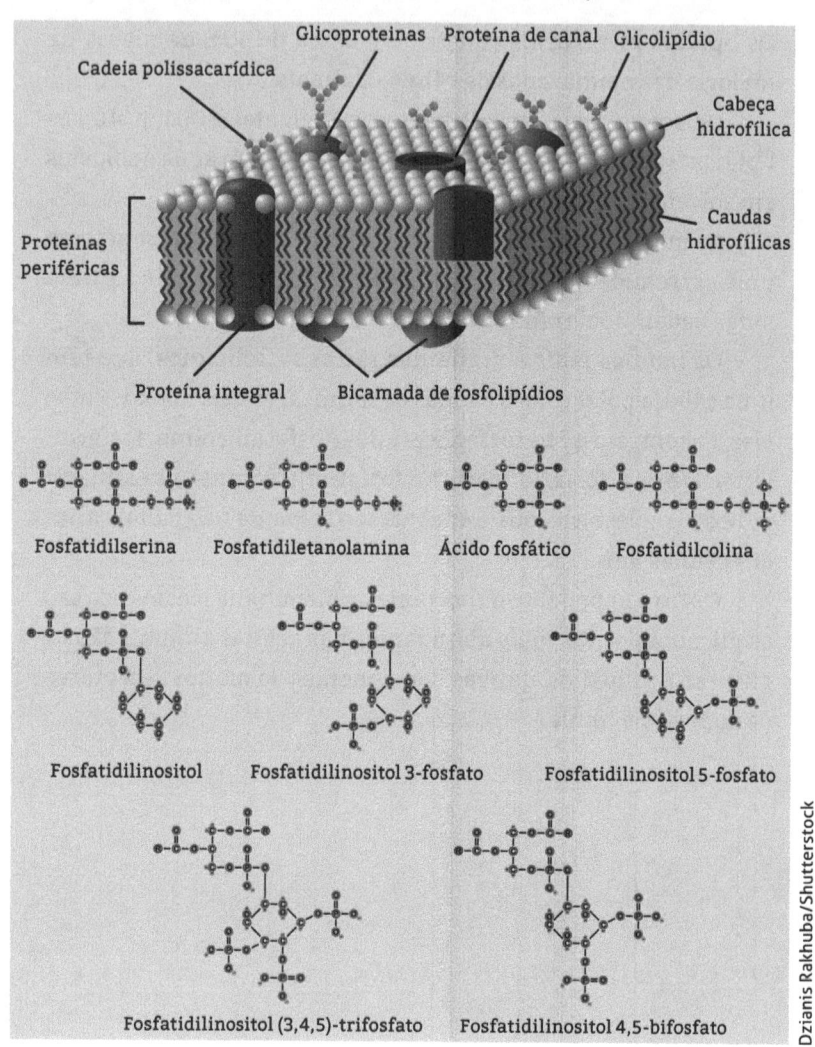

Glicoproteínas — Proteína de canal — Glicolipídio
Cadeia polissacarídica
Cabeça hidrofílica
Caudas hidrofílicas
Proteínas periféricas
Proteína integral — Bicamada de fosfolipídios

Fosfatidilserina   Fosfatidiletanolamina   Ácido fosfático   Fosfatidilcolina

Fosfatidilinositol   Fosfatidilinositol 3-fosfato   Fosfatidilinositol 5-fosfato

Fosfatidilinositol (3,4,5)-trifosfato   Fosfatidilinositol 4,5-bifosfato

Dzianis Rakhuba/Shutterstock

2.3.1.2 Proteínas

As proteínas também são moléculas anfipáticas e estão mergulhadas na camada lipídica, com as porções hidrofóbicas no centro e as porções hidrofílicas nas superfícies da membrana. Podem ser integrais (ou intrínsecas), parcialmente integrais ou periféricas (ou extrínsecas).

As proteínas integrais estão diretamente incorporadas na estrutura da membrana, ao passo que as periféricas estão ligadas à membrana por interações fracas. Algumas proteínas integrais são denominadas *proteínas transmembrana*, por atravessarem inteiramente a membrana.

2.3.2 Fluidez de membrana

A fluidez de membrana se refere ao fato de que tanto os lipídios como as proteínas podem ter liberdade de movimento lateral. Um fator importante na fluidez da membrana é o comprimento e o grau de saturação das cadeias hidrocarbonadas dos lipídios.

Outro fator de relevância para esse movimento é a presença do colesterol, uma molécula pequena e rígida que preenche os espaços entre as moléculas de fosfolipídios e está presente em quantidade relativamente grande na membrana plasmática, com a função de enrijecer a bicamada, tornando-a menos fluída e menos permeável.

2.3.3 Unidade de membrana

A membrana plasmática não é visível ao microscópio óptico, porém é facilmente visualizada na microscopia eletrônica de transmissão, capaz de revelar que a membrana plasmática tem cerca de 5,0 nm a 7,5 nm de espessura, estrutura trilaminar formada por duas linhas escuras (uma linha densa externa e uma linha densa interna, citoplasmática) e uma área clara entre elas. Essa estrutura é conhecida como unidade de membrana (Figura 2.9).

Na morfologia, as unidades de membrana, considerando a espessura de suas lâminas, são diferentes, bem como têm propriedades químicas também diferentes.

Figura 2.9 Eletromicrografia de uma unidade de membrana obtida através de um microscópio eletrônico de transmissão

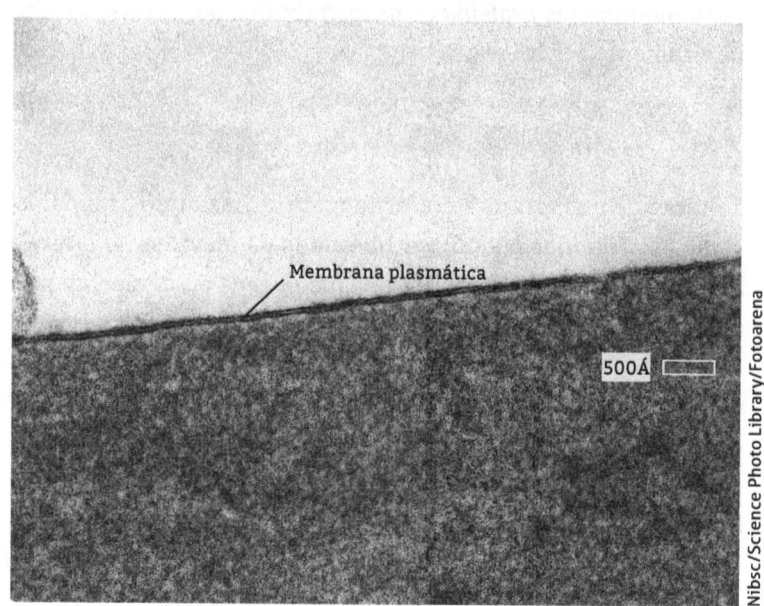

2.3.4 Glicocálice ou glicocálix

O glicocálice (Figura 2.10) é uma cobertura celular rica em carboidratos, presente no folheto externo da membrana plasmática (que está em contato com o meio externo da célula). Essa cobertura é formada por cadeias laterais de oligossacarídeos de glicolipídios e glicoproteínas integrais da membrana e pelas cadeias de polissacarídeos dos proteoglicanos integrais da membrana.

Ele participa de processos específicos de reconhecimento celular, protege contra lesões mecânicas e químicas e mantém objetos estranhos e outras células à distância, impedindo interações proteína-proteína indesejáveis.

Figura 2.10 Representação do glicocálice

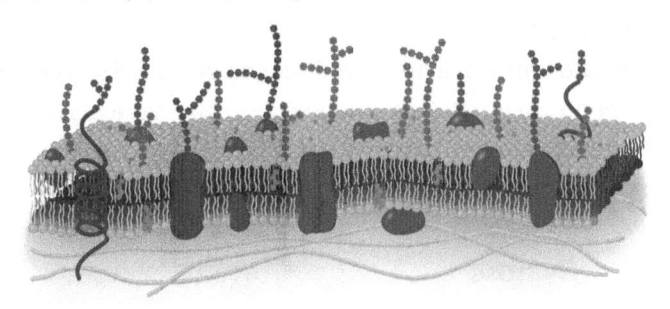

2.3.5 Transportes através da membrana plasmática

Os compostos hidrofóbicos, solúveis em lipídios, têm a capacidade de atravessar facilmente a membrana plasmática. Porém, substâncias hidrófilas, as quais são insolúveis em lipídios, têm mais dificuldade em penetrar nas células, a depender do tamanho da molécula e de suas características químicas.

Um dos exemplos de substância que atravessa as membranas celulares é o hormônio esteroide anabolizante androgênico (EAA). O EAA é de origem lipídica e atravessa facilmente as membranas celulares, chegando até o *DNA* e causando alta expressão dos genes responsáveis pela síntese de actina e miosina. É muito utilizados por praticantes de esportes, com o intuito de melhorar o desempenho físico e aumentar a massa muscular. A utilização em excesso e sem a orientação de profissionais especializados pode causar prejuízos à saúde.

A seguir, descreveremos alguns tipos de transportes que ocorrem através da membrana plasmática.

2.3.5.1 Difusão passiva

A difusão passiva é um tipo de transporte em que o soluto tende a se distribuir uniformemente no solvente. O soluto é toda substância a ser dissolvida, e o solvente se refere à substância que dissolve o soluto.

O soluto entrará no interior da célula quando a sua concentração for menor do que no meio externo e sairá da célula quando sua concentração for maior no seu interior. Esse tipo de transporte ocorre sem gasto de energia.

2.3.5.2 Osmose

A água e as soluções químicas podem atravessar facilmente a membrana plasmática por difusão simples, uma vez que a membrana é permeável à agua. Um exemplo é a **osmose**.

Esse tipo de difusão consiste em um tipo de tranporte sem gasto de energia (passivo), pois o fluxo de água ocorre do meio menos concentrado (hipotônico) para o mais concentrado (hipertônico), com a intenção de equilibrar a concentração de ambos (isotonia).

A Figura 2.11, a seguir, traz um exemplo de osmose ocorrendo em uma célula animal.

Figura 2.11 Osmose em célula animal

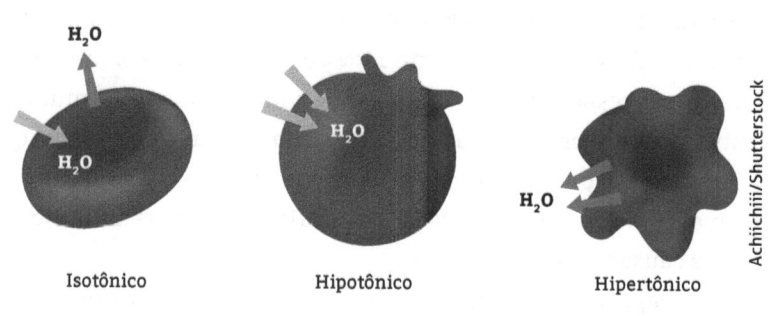

Isotônico Hipotônico Hipertônico

2.3.5.3 Difusão facilitada

A difusão facilitada ocorre sem gasto de energia e a favor de um gradiente de concentração (transporte passivo), porém, em velocidade maior do que na difusão passiva.

Para entrar na célula, a substância se combina com uma proteína transportadora ou permease, presente na membrana plasmática, e que garante sua passagem para dentro ou fora da célula. Aminoácidos, vitaminas, carboidratos e íons sódio, potássio e cálcio são os elementos que mais utilizam esse tipo de transporte.

Na Figura 2.12, há um exemplo de difusão facilitada, em que um receptor está voltado para o espaço extracelular e uma proteína e a glicose estão voltados para o citoplasma.

Figura 2.12 Exemplo de difusão facilitada

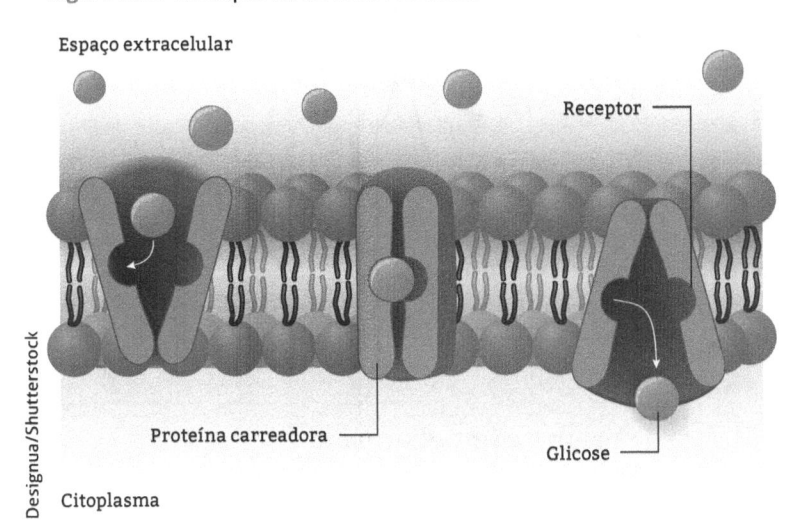

2.3.5.4 Transporte ativo ou difusão ativa

No transporte ativo (Figura 2.13), há consumo de energia fornecida por moléculas de ATP. O soluto é transportado contra um gradiente de concentração, ou seja, do meio menos concentrado para o mais concentrado. O gradiente pode ser apenas químico, no caso de solutos não eletrólitos ou, então, um gradiente elétrico e químico, quando o soluto é ionizado.

Figura 2.13 Esquema do transporte ativo

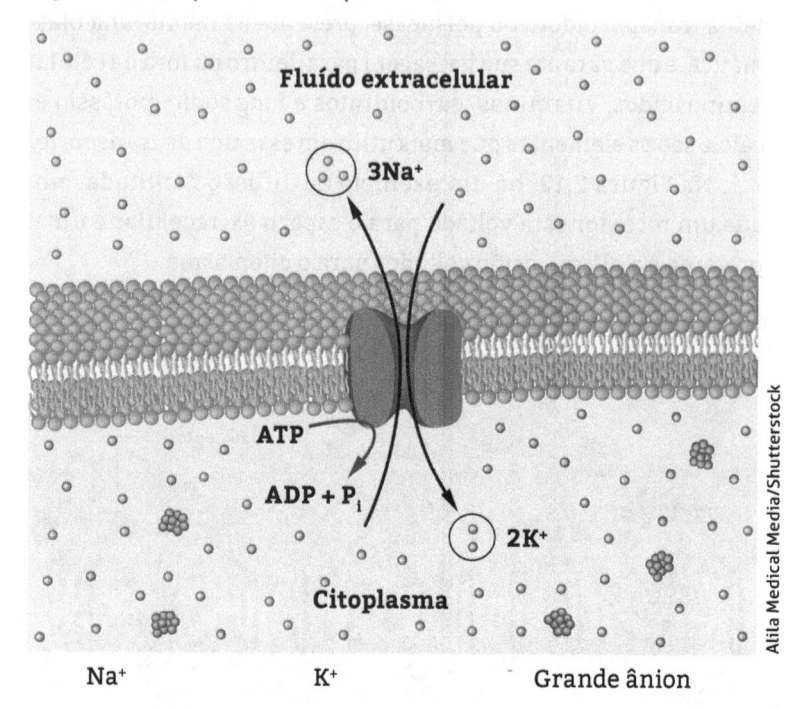

[Figura: esquema mostrando o transporte ativo através da membrana plasmática, com 3Na⁺ saindo para o fluido extracelular e 2K⁺ entrando no citoplasma, com gasto de ATP → ADP + P$_i$. Legenda: Na⁺, K⁺, Grande ânion.]

2.3.5.5 Transporte impulsionado por gradientes iônicos

No **cotransporte**, transporte ativo impulsionado por gradientes iônicos, a célula pode utilizar a energia potencial de gradientes de íons como sódio (Na^+), potássio (K^+) e o hidrogênio (H^+), com o objetivo de transportar moléculas e íons através da membrana plasmática.

O cotransporte pode ocorrer de três formas diferentes:

1. **uniporte**: quando uma única substância é transportada por uma proteína em um determinado sentido;
2. **simporte**: quando duas substâncias são transportadas na mesma direção por uma proteína carregadora;
3. **antiporte**: quando duas substâncias são carregadas por uma proteína, porém, em sentidos opostos na membrana.

A Figura 2.14, a seguir, traz uma ilustração com os três sistemas de transporte realizados através da membrana plasmática.

Figura 2.14 Sistemas de transportes através da membrana plasmática

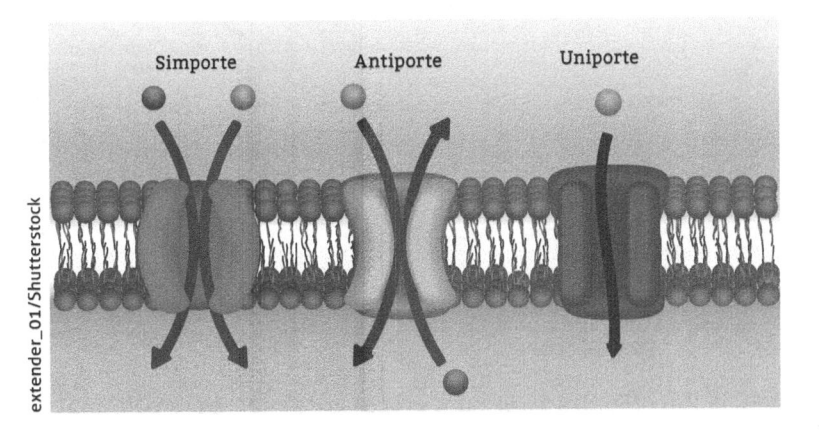

2.3.6 Transportes em quantidade

Por meio da membrana plasmática, a célula pode transportar para seu interior macromoléculas e micro-organismos. Esse tipo de transporte em quantidade é chamado de *endocitose*.

Em organismos unicelulares, como os protozoários, a endocitose representa a forma de alimentação. Em organismos multicelulares, esse processo revela uma estratégia de defesa do organismo contra agentes indesejáveis.

O processo que permite o transporte de substâncias para fora da célula é denominado *exocitose*.

A Figura 2.15, a seguir, mostra formas de transportes nas quais uma célula transporta moléculas para dentro da célula e para fora da célula: endocitose, exocitose e fagocitose.

Figura 2.15 Processos de exocitose, endocitose e fagocitose

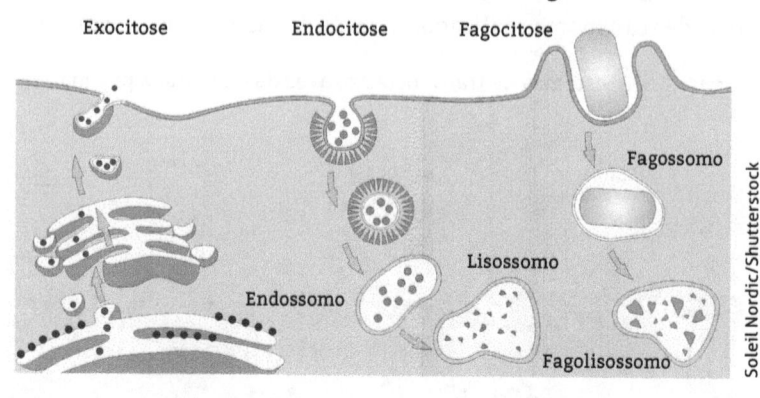

2.3.6.1 Fagocitose

A fagocitose (Figura 2.16) é um processo de endocitose pelo qual a célula, em seu citoplasma, engloba partículas sólidas através da formação de **pseudópodos** ("falsos pés").

Segundo Junqueira e Carneiro (2012, p. 37), a fagocitose ocorre "quando a partícula se fixa a receptores específicos da membrana celular, capazes de desencadear uma resposta da qual participa o citoesqueleto".

Figura 2.16 Processo de fagocitose

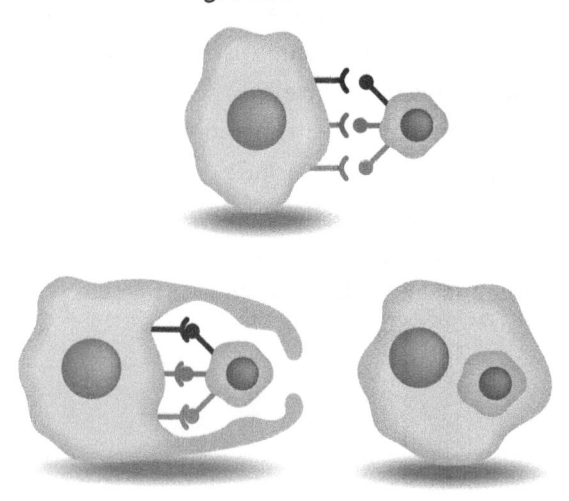

2.3.6.2 Pinocitose

A pinocitose também é um processo de endocitose em que ocorre o englobamento de gotículas de líquido através de uma área da membrana plasmática. Esse processo pode ser seletivo ou não seletivo.

Na **pinocitose seletiva**, a substância a ser endocitada adere-se a receptores da superfície celular. Em seguida, parte da membrana celular se afunda a ponto de englobar a substância por completo e se destacar da membrana, formando uma vesícula que encapsula a substância. Essa vesícula se mantém livre no citoplasma, e seu conteúdo fica à disposição da célula para ser posteriormente digerido e aproveitado pela célula. Por sua vez, na **pinocitose não seletiva**, as vesículas englobam todos os solutos que estiverem no meio extracelular para dentro da célula.

Figura 2.17 Processo de pinocitose

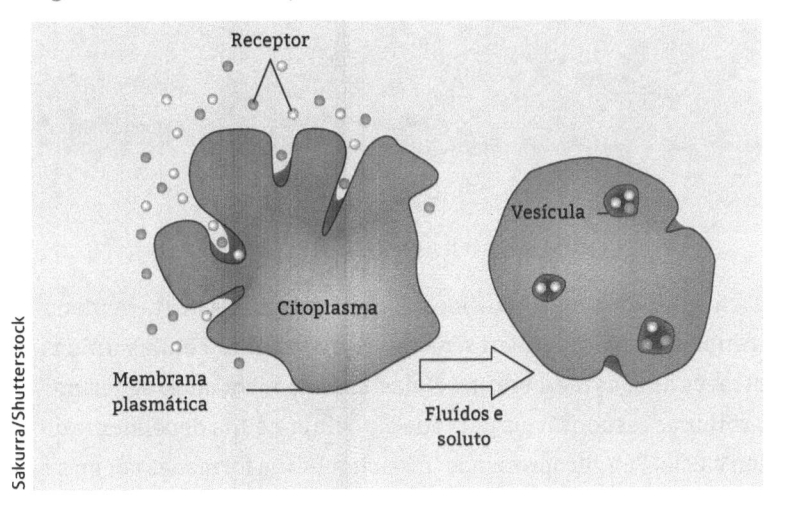

2.3.6.3 Exocitose

A exocitose é o processo pelo qual ocorre a saída de moléculas produzidas pelas células e que se encontram armazenadas dentro de vesículas. Para que essas moléculas possam ser lançadas para fora da célula, é necessário que ocorra a fusão da membrana da vesícula com a membrana plasmática, com a participação do citoesqueleto e de moléculas proteicas.

A Figura 2.18 mostra o processo de exocitose. No número 1, a vesícula é transportada para a membrana celular; no número 2, a vesícula se funde com a membrana; e no número 3, os conteúdos são secretados para o ambiente extracelular.

Figura 2.18 Processo de exocitose

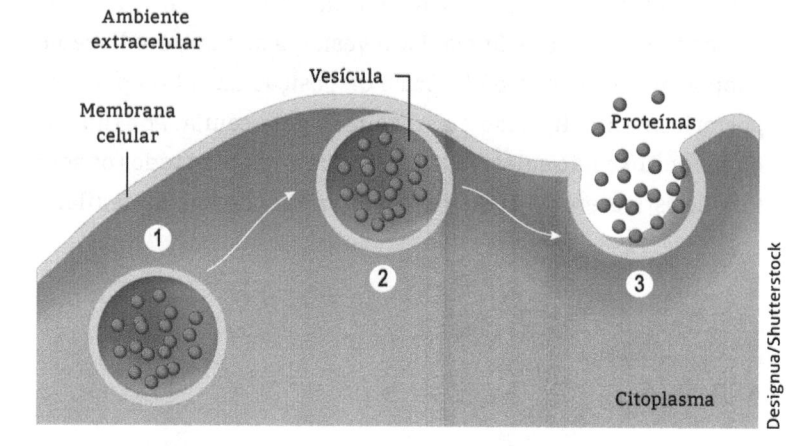

2.3.7 Junções celulares

Na formação de alguns tecidos, são encontradas estruturas denominadas *junções celulares*, as quais mantêm as células unidas através de suas membranas. Nelas, são encontradas as caderinas, proteínas responsáveis pela adesão célula-célula dependente de íon cálcio. São glicoproteínas transmembrana formadas por entre 700 e 750 aminoácidos. A maior parte da cadeia polipeptídica é extracelular.

As junções encontradas nas células podem ser dos seguintes tipos: junção oclusiva; junção adesiva; desmossomos; junção *gap* ou comunicante; e hemidesmossomos. A Figura 2.19, a seguir, mostra os três tipos de junções.

Figura 2.19 Junções oclusiva, adesiva e desmossomos

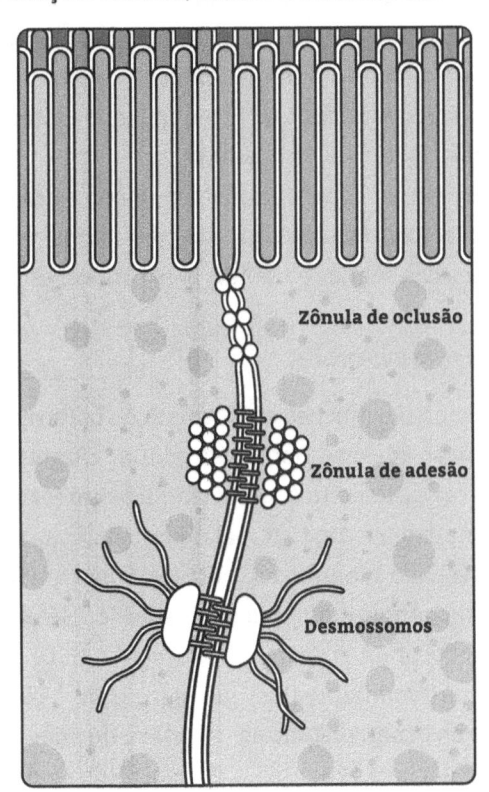

[Zônula de oclusão]
[Zônula de adesão]
[Desmossomos]

Evandro Marenda

2.3.7.1 Junção ou zônula oclusiva

A junção oclusiva é uma estrutura em forma de faixa e que forma um cinturão em volta das células. Apresenta efeito selador, vedando completamente o trânsito de material por entre elas, sendo que o trânsito de substâncias é submetido ao controle celular.

2.3.7.2 Junção ou zônula de adesão ou junção adesiva

A junção adesiva circunda toda a volta da célula e exibe um material elétron-denso no espaço intercelular, formando lâminas que aparecem como linhas no microscópio eletrônico. Ao nível dessa junção, existe deposição de material amorfo na face citoplasmática de cada membrana celular, onde se inserem numerosos filamentos citoplasmáticos que fazem parte do citoesqueleto e que são contráteis (actina e miosina).

Essa junção tem como função promover a união entre as células e oferecer local de apoio para os filamentos que penetram nos microvilos das células epiteliais com orla em escova.

2.3.7.3 Desmossomos

Os desmossomos são junções em formato de botão encontradas abaixo da junção adesiva. Dentro da célula, atuam como sítios de fixação para os filamentos intermediários em forma de corda, os quais formam a base estrutural do citoplasma. Na face citoplasmática de cada membrana, nota-se uma camada amorfa, elétron-densa, denominada placa de adesão. Nela, são encontradas as glicoproteínas desmoplaquinas I e II. Os filamentos intermediários (tonofilamentos) que se inserem na placa de adesão ligam-se às desmoplaquinas. Na placa de adesão, existem, ainda, duas caderinas de adesão, a desmocolina e a desmogleína, no espaço intercelular.

A Figura 2.20 mostra uma eletromicrografia obtida via microscópio eletrônico de transmissão e o esquema de um desmossomo.

Figura 2.20 Eletromicrografia e esquema de um desmossomo

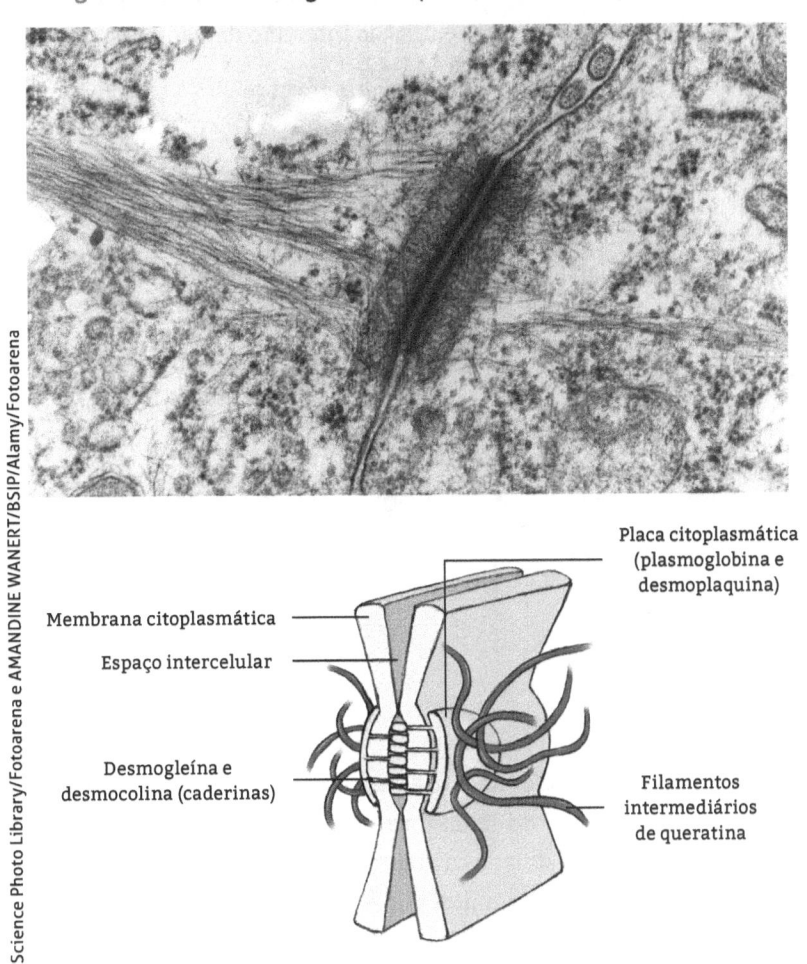

- Placa citoplasmática (plasmoglobina e desmoplaquina)
- Membrana citoplasmática
- Espaço intercelular
- Desmogleína e desmocolina (caderinas)
- Filamentos intermediários de queratina

2.3.7.4 Complexo juncional

O complexo juncional é uma estrutura de adesão e vedação constituída por zônula oclusiva, zônula de adesão e uma fileira de desmossomos. Essa estrutura é encontrada no epitélio do intestino delgado.

A Figura 2.21, a seguir, mostra um esquema do complexo juncional presente entre as células do intestino delgado.

Figura 2.21 Complexo juncional presente entre as células do intestino delgado

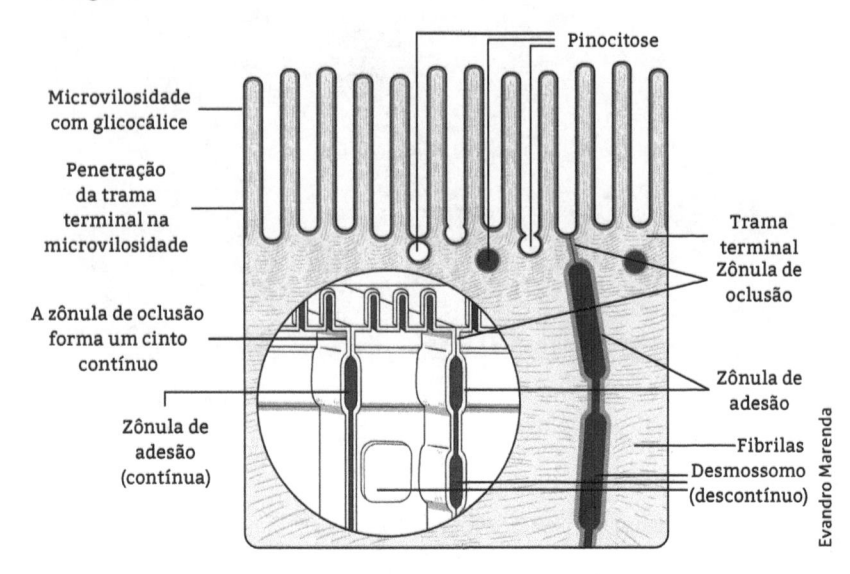

Labels: Microvilosidade com glicocálice; Penetração da trama terminal na microvilosidade; A zônula de oclusão forma um cinto contínuo; Zônula de adesão (contínua); Pinocitose; Trama terminal Zônula de oclusão; Zônula de adesão; Fibrilas; Desmossomo (descontínuo)

Evandro Marenda

Fonte: Junqueira; Carneiro, 2012.

As células musculares estriadas cardíacas são unidas através de estruturas denominadas discos intercalares, encontradas apenas no músculo estriado cardíaco. Os discos intercalares são complexos juncionais formados por zônula de adesão, desmossomos e junções comunicantes (Junqueira; Carneiro, 2017).

2.3.7.5 Hemidesmossomos

Os hemidesmossomos (Figura 2.22) são estruturas formadas pela metade de um desmossomo. A função dos hemidesmossomos é ligar as células epiteliais à lâmina basal, uma estrutura acelular formada apenas por macromoléculas (a lâmina basal será discutida no Capítulo 5). Em vez de conter caderinas, como nos desmossomos, nos hemidesmossos são encontradas glicoproteínas denominadas *integrinas*.

Figura 2.22 Hemidesmossomos

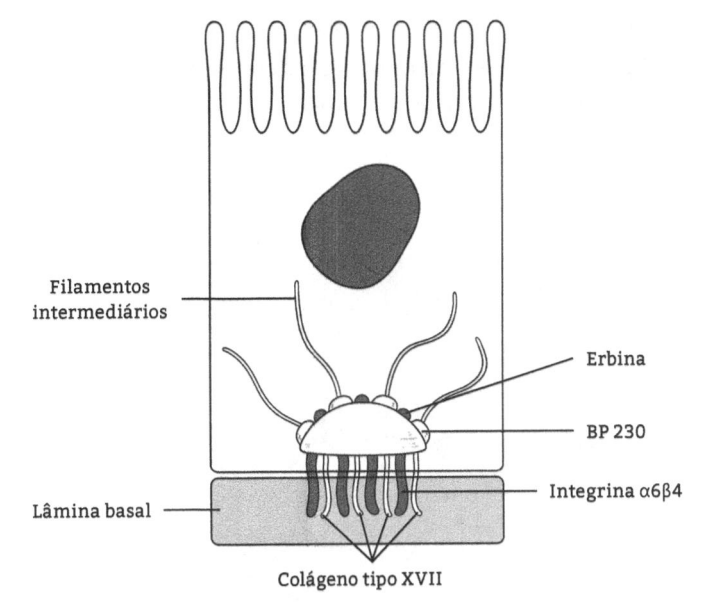

- Filamentos intermediários
- Erbina
- BP 230
- Integrina α6β4
- Lâmina basal
- Colágeno tipo XVII

Fonte: Abreu, 2011.

2.3.8 Especializações da membrana plasmática

As especializações de membrana têm a função de aumentar as superfícies celulares e de absorção e/ou movimentar partículas. Essas especializações são mantidas por componentes do citoesqueleto.

2.3.8.1 Microvilos ou microvilosidades

Os microvilos ou microvilosidades são evaginações da membrana celular sob forma de dedos de luva que aumentam a eficiência nos processos de absorção e ampliam a área de superfície celular. Neles, o glicocálice é mais desenvolvido do que no resto da célula.

A Figura 2.23, a seguir, mostra uma eletromicrografia obtida via microscópio eletrônico de transmissão de um esquema de microvilos.

Figura 2.23 Eletromicrografia de microvilos

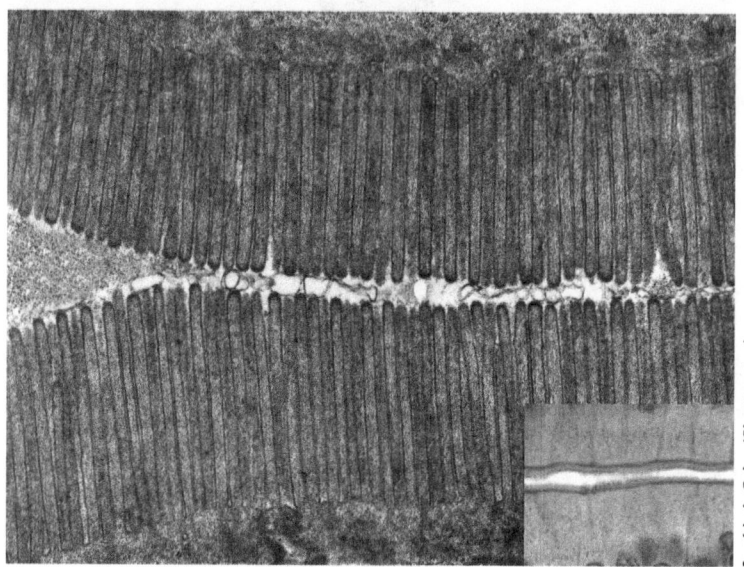

José Luis Calvo/Shutterstock

2.3.8.2 Estereocílios

Os estereocílios (Figura 2.24) são estruturas imóveis constituídas por longos prolongamentos citoplasmáticos. São responsáveis por aumentar a superfície celular, facilitando a entrada e saída de moléculas. São semelhantes aos microvilos.

Figura 2.24 Eletromicrografia de esteriocílios obtida via microscópio eletrônico de varredura

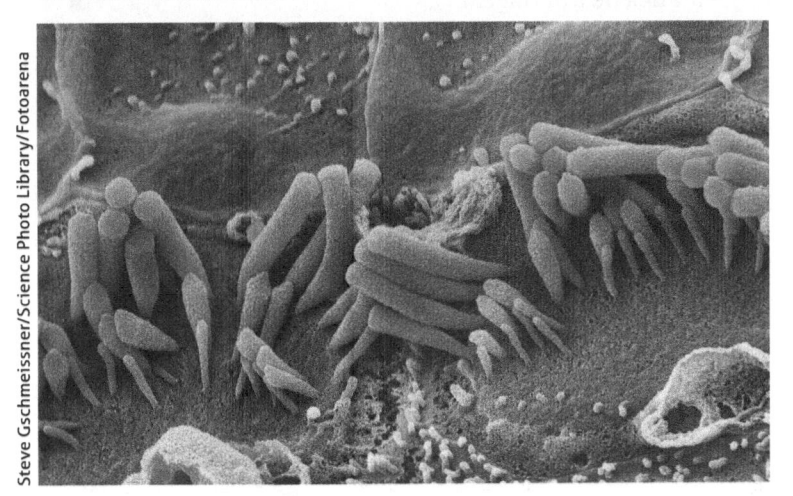

2.3.8.3 Cílios e flagelos

Os cílios e os flagelos são estruturas semelhantes formadas por microtúbulos, sendo o flagelo mais longo que os cílios. Os microtúbulos são componentes do citoesqueleto e serão discutidos mais adiante.

Ambos apresentam nove pares de microtúbulos periféricos e unidos, dispostos ao redor de um par central separado. Tais pares surgem a partir do corpúsculo basal, o qual apresenta 27 microtúbulos dispostos em nove grupos de três microtúbulos cada.

Interagindo com os microtúbulos, encontra-se a proteína motora denominada *dineína*, a qual interage com os microtúbulos gerando uma força de deslizamento entre eles, por possuir um domínio motor que hidrolisa moléculas de ATP.

Uma estrutura semelhante ao corpúsculo basal é observada nos centríolos, estruturas pares a partir das quais são projetadas as fibras do fuso mitótico que permitem a separação dos cromossomos durante os processos de divisão celular.

Na Figura 2.25, a seguir, apresentamos a representação esquemática de um flagelo.

Figura 2.25 Representação do flagelo

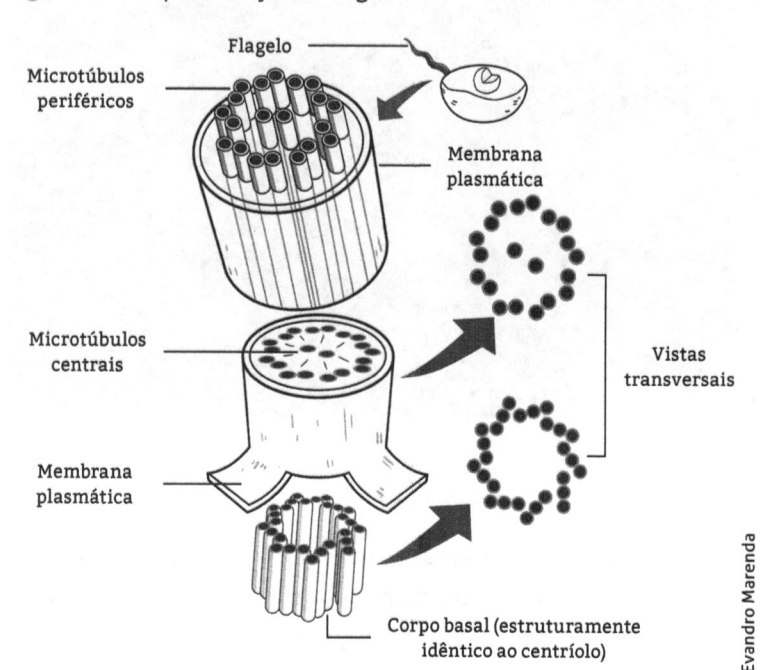

- Flagelo
- Microtúbulos periféricos
- Membrana plasmática
- Microtúbulos centrais
- Vistas transversais
- Membrana plasmática
- Corpo basal (estruturamente idêntico ao centríolo)

Evandro Marenda

2.3.8.4 Junções comunicantes ou *gap*

A junção comunicante é uma estrutura em forma de túnel encontrada no citoplasma celular. É formada por hexâmeros proteicos (conexinas), sendo que cada um tem um poro hidrofílico central que se alinha com o da célula vizinha, formando um canal que permite a passagem de pequenas moléculas e íons.

Na Figura 2.26, observe uma representação esquemática de uma junção *gap*.

Figura 2.26 Junção *gap*

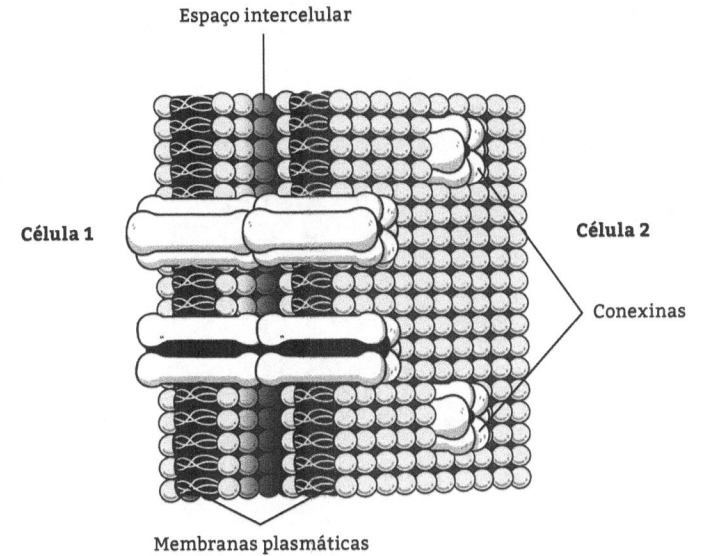

Espaço intercelular

Célula 1

Célula 2

Conexinas

Membranas plasmáticas

Evandro Marenda

2.3.8.5 Interdigitações

As interdigitações são invaginações e evaginações da membrana celular que aumentam a superfície celular, promovem a união entre as células e viabilizam trocas entre as células e o meio extracelular.

A Figura 2.27, a seguir, mostra uma representação esquemática de interdigitações.

Figura 2.27 Eletromicrografia de interdigitações, microvilosidades e complexo juncional

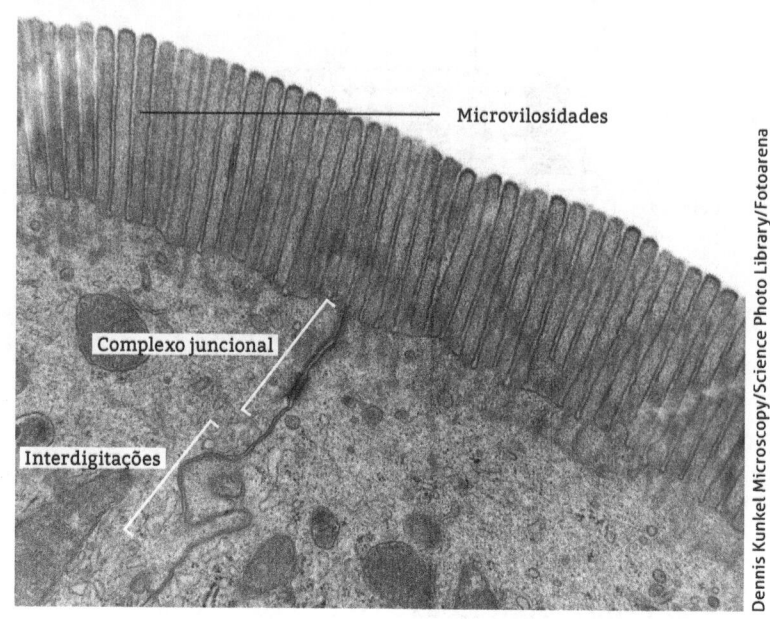

— Microvilosidades
Complexo juncional
Interdigitações

Dennis Kunkel Microscopy/Science Photo Library/Fotoarena

2.4 O citoplasma

No citoplasma celular, além do núcleo e das proteínas que compõem o citoesqueleto, são encontradas as organelas responsáveis por desempenhar importantes funções.

Entre esses componentes, encontra-se o citossol ou matriz citoplasmática, que contém água, íons, precursores dos ácidos nucleicos, aminoácidos e diversas enzimas importantes e que participam de diferentes processos que ocorrem no interior da célula.

Ainda, dependendo do tipo de célula e de seu estado funcional, no citoplasma existem depósitos citoplasmáticos, em forma de grânulos, que armazenam diversos tipos de substâncias. Tais depósitos podem ser gotículas de lipídios, glicogênio, pigmentos de melanina e lipofuscina.

2.4.1 Organelas citoplasmáticas

Neste item, apresentaremos algumas organelas, como o ribossomo, os retículos endoplasmáticos liso e rugoso, o aparelho de Golgi e o lisossomo. Os componentes do citoesqueleto e as mitocôndrias serão mostrados mais adiante, no Capítulo 3.

2.4.1.1 Ribossomo

O ribossomo é um componente citoplasmático formado por *RNA* e proteínas responsável pela síntese proteica. Tem a forma de uma partícula esférica, medindo de 15 nm a 20 nm, composta de uma subunidade maior e de outra menor.

Existem dois tipos de ribossomos, que se distinguem por seus coeficientes de sedimentação na ultracentrifugação e são expressos em unidades S (Svedberg).

Os ribossomos das células procariontes têm coeficiente de sedimentação de 70 S e são menores que os das células eucariontes, cujo coeficiente é de 80 S.

Nas células eucariontes, os ribossomos dissociam-se em subunidades menores de 40 S e 60 S (os valores dos coeficientes de sedimentação não são aditivos).

Observe, na Figura 2.28, uma representação esquemática de um ribossomo.

Figura 2.28 Representação do ribossomo

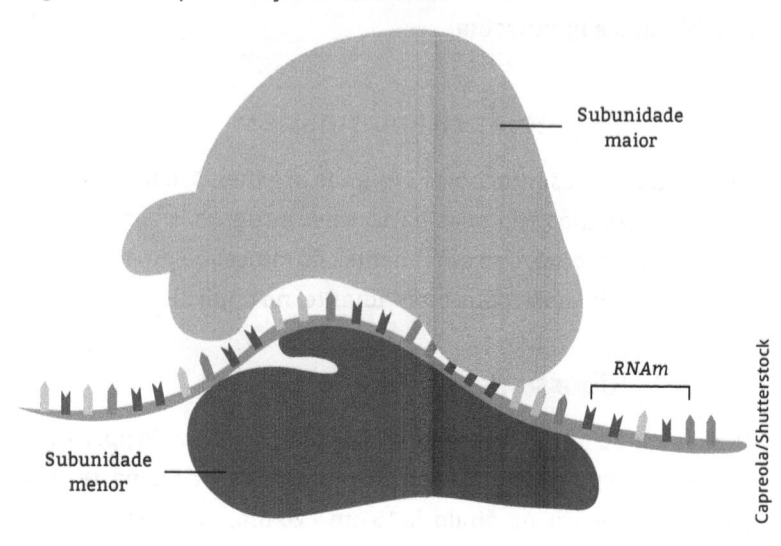

Subunidade maior
RNAm
Subunidade menor

Capreola/Shutterstock

2.4.1.2 Retículo endoplasmático

O retículo endoplasmático está presente em todas as células eucariontes. É constituído por um conjunto de membranas que delimitam cavidades (cisternas, lúmen ou luz) das mais diversas formas. Estende-se a partir do envoltório nuclear e percorre grande parte do citoplasma, formando uma rede tridimensional de cavidades que se intercomunicam. Só é visível ao microscópio eletrônico, pois sua espessura está abaixo do poder de resolução do microscópio óptico.

O tipo de retículo e sua quantidade variam entre os diferentes tipos celulares e, também, de acordo com a atividade de síntese exercida pela célula.

O microscópio eletrônico de transmissão mostra que o retículo endoplasmático é formado por uma membrana plasmática e cisternas. A membrana plasmática é assimétrica e lipoproteica, medindo cerca de 6 nm de espessura. É composto por 30% de lipídios e 70% de proteínas.

Os lipídios mais abundantes no retículo endoplasmático são os fosfolipídios (fosfatidilcolina e esfingomielina), além de uma pequena quantidade de colesterol e glicolipídios.

Entre as proteínas, existem cerca de 30 cadeias polipeptídicas, algumas glicoproteínas, duas cadeias transportadoras de elétrons, o citocromo P450, que participa da síntese de hormônios esteroides e nos processos de desintoxicação celular, e o citocromo b5, envolvido na desnaturação de ácidos graxos, além de numerosas enzimas. Entre estas, são encontradas as hidrolases (glicose-6-fosfato), que participam da síntese de fosfolipídios e de esteroides, e as glicosiltransferases, responsáveis por catalisar a adição de oligossacarídeos a proteínas e lipídios.

As porções glicídicas dos lipídios e das proteínas estão voltadas para o interior da cisterna, contrariamente ao que ocorre na superfície celular, devido à origem dessas proteínas.

No interior das cisternas, existem lipoproteínas, glicoproteínas e proteínas mergulhadas em uma solução aquosa, componentes que podem variar dependendo do tipo e do estado fisiológico celular, bem como do tipo de retículo endoplasmático.

Nas células, são encontrados dois tipos de retículo endoplasmático: o granular ou rugoso (RER) e o agranular ou liso (REL). O primeiro tem ribossomos acoplados à face citoplasmática de suas membranas, na forma de polirribossomos (recebem esse nome porque estão unidos através de uma molécula de *RNAm* e encontram-se em plena atividade de síntese proteica). A associação do polirribossomo à membrana do retículo ocorre através da subunidade maior do ribossomo, enquanto a subunidade menor está ligada ao *RNAm*. O RER desempenha as funções de síntese e interiorização de cadeias polipeptídicas. O segundo não tem ribossomos aderidos à membrana. Essa organela participa da síntese de lipídios da célula, da desintoxicação do organismo, do metabolismo de glicogênio e do controle da atividade de contração muscular.

Nas figuras a seguir, apresentamos a representação esquemática do retículo endoplasmático, além de eletromicrografias dos RER e REL obtidas via microscópio eletrônico de transmissão.

Figura 2.29 Representação esquemática do retículo endoplasmático

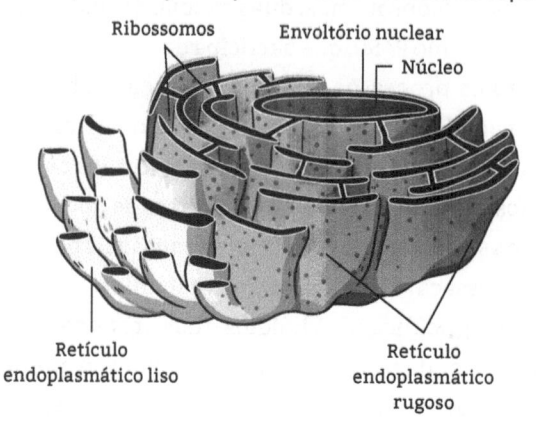

Figura 2.30 Eletromicrografia do RER

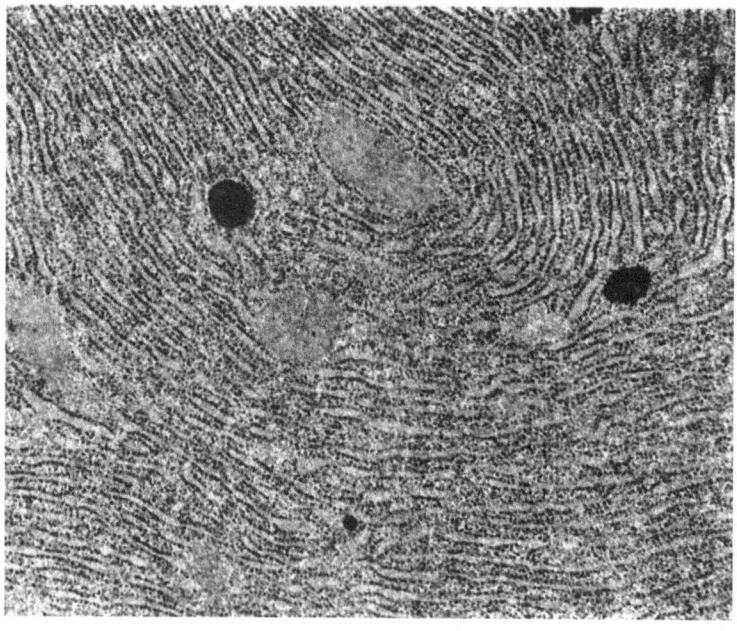

Figura 2.31 Eletromicrografia do REL

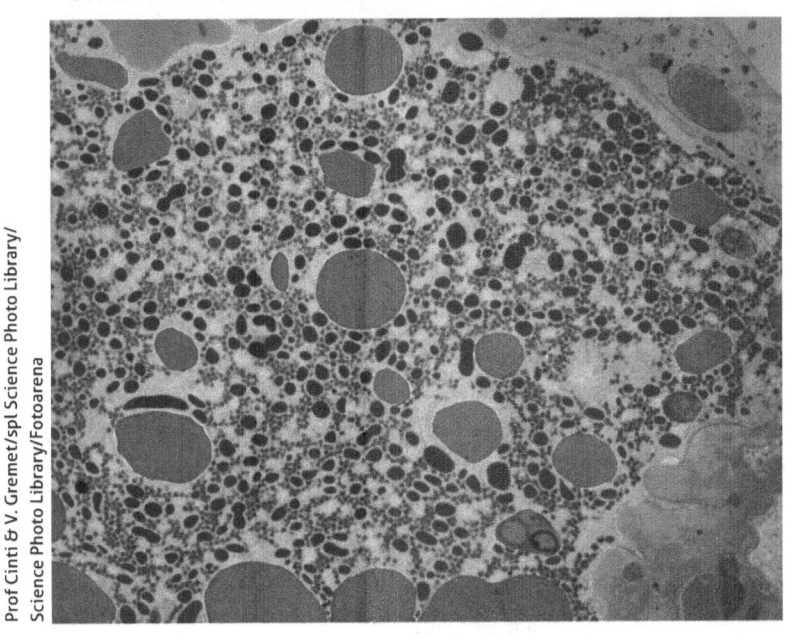

2.4.1.3 Aparelho ou complexo de Golgi ou golgiense

O aparelho de Golgi, também chamado de *complexo de Golgi* ou *aparelho golgiense*, é uma organela localizada próxima do núcleo e dos centríolos. Essa organela foi descrita em 1898 pelo biólogo italiano Camillo Golgi, através da observação, em microscópio óptico, de uma amostra de tecido nervoso.

A microscopia eletrônica de transmissão mostra que o aparelho de Golgi é formado por estruturas semelhantes a sacos ou sáculos membranosos, empilhados e achatados, e está localizado próximo ao núcleo e aos centríolos.

Essa pilha de sacos se apresenta geralmente curva, sendo que uma das faces é convexa (face cis ou de formação ou proximal) e a outra é côncava (face trans ou distal ou de maturação). A face cis se encontra voltada para o retículo e o núcleo, e a trans está voltada para a membrana plasmática.

É na face cis que se fundem as vesículas de transporte carregando proteínas ou lipídios, originadas dos retículos endoplasmáticos. Já na face trans, são liberadas as vesículas contendo material já processado pela organela (face de maturação).

As vesículas de transição ou transportadoras são esféricas, visíveis ao microscópio eletrônico, e apresentam um diâmetro de 60 nm, sendo associadas aos sáculos do Golgi. Elas transportam material do retículo endoplasmático para o Golgi (vesículas de transição) ou de uma cisterna do Golgi para outra e, também, do Golgi para outras organelas (vesículas transportadoras). A associação de cada pilha de cisternas com suas vesículas denomina-se dictiossomo.

As membranas formadoras dos sáculos são de constituição lipoproteica, apresentando aproximadamente de 35% a 40% de lipídios e 60% a 65% de proteínas.

Os fosfolipíos são os lipídios encontrados em maior quantidade, ao passo que triglicerídeos, colesterol e glicolipídios são encontrados em quantidades menores.

As proteínas encontradas nas membranas são enzimas relacionadas com as funções exercidas pelo aparelho de Golgi.

Segundo Junqueira e Carneiro (2012, p. 219), "o conteúdo das cisternas varia de acordo com o tipo e função celular e podem conter solução aquosa rica em glicoproteínas (células acinosas do pâncreas) ou rica em polissacarídeos (células da raiz de vegetais superiores)".

Acompanhe, na Figura 2.32, a seguir, uma representação esquemática do aparelho de Golgi.

Figura 2.32 Representação esquemática do aparelho de Golgi

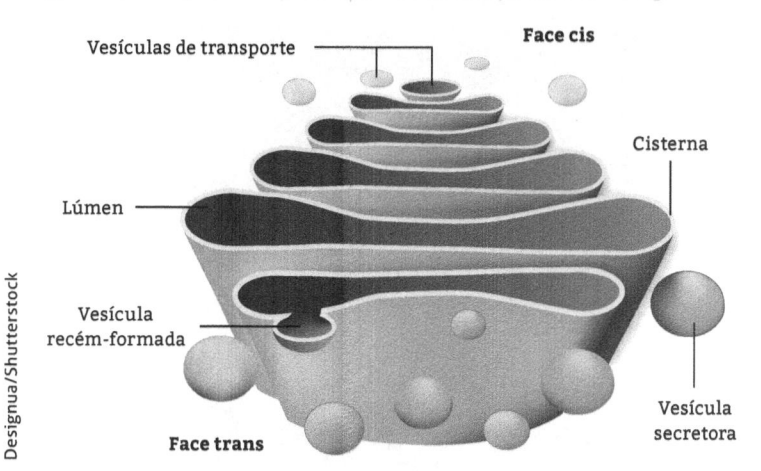

Vesículas de transporte
Face cis
Cisterna
Lúmen
Vesícula recém-formada
Face trans
Vesícula secretora

Designua/Shutterstock

O aparelho de Golgi é responsável pela glicosilação, sulfatação ou fosforilação de proteínas ou de lipídios, pela polimerização de açúcares (que formam a parede das células vegetais) e das glicosaminoglicanas (das células animais), bem como pela secreção e pelo direcionamento das vesículas contendo material sintetizado.

2.4.1.4 Lisossomo

O lisossomo também é uma organela encontrada no citoplasma, uma vesícula que tem forma variável e é responsável pela digestão de organelas velhas e defeituosas e de moléculas introduzidas nas células por pinocitose ou fagocitose. Para desempenhar essas funções, essa organela contém em seu interior enzimas digestivas com atividade em pH ácido.

Na Figura 2.33, apresentamos uma eletromicrografia de lisossomos obtida via microscópio eletrônico de transmissão.

Figura 2.33 Eletromicrografia de lisossomos

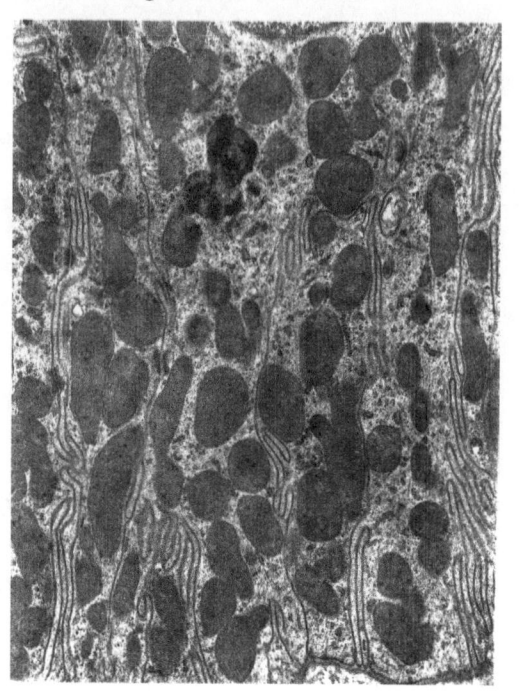

José Luis Calvo/Shutterstock

▪ *Síntese*

Neste capítulo, apresentamos três tipos de microscópios: o óptico, o eletrônico de transmissão e o de varredura, utilizados para o conhecimento das estruturas celulares. Por meio das ampliações obtidas em cada tipo de aparelho, minúsculos detalhes que não são visíveis a olho nu são revelados. Com isso, torna-se possível diferenciar uma célula procarionte de uma célula eucarionte quanto à sua estrutura e aos componentes de ambas as células. Além disso, pode-se conhecer em mais detalhes a estrutura das membranas plasmática, do citoplasma e das organelas.

Indicações culturais

BBC. **A célula**: a química da vida. Reino Unido: BBC, 57 min. Episódio 2. Disponível em: <https://vimeo.com/63541466>. Acesso em: 22 fev. 2019.

Para compreender melhor algumas teorias que envolvem a formação das células, recomendamos assistir ao segundo episódio do documentário produzido pela BBC intitulado "A célula". Nesse episódio, são mostradas as investigações feitas por diferentes cientistas à procura de um ingrediente especial que pode transformar um conjunto de compostos químicos em vida.

MATOS, A. P.; BRANDÃO, A. Perigo! Uma bomba chamada anabolizante. **Pharmacia Brasileira**, p. 57-60, 2010. Disponível em: <http://www.cff.org.br/sistemas/geral/revista/pdf/124/057a060_anabolizantes.pdf>. Acesso em: 22 fev. 2019.

Para entender os riscos atrelados ao uso dos anabolizantes, recomendamos a leitura do artigo "Perigo: uma bomba chamada anabolizante", escrito por Ana Paula Matos e Aloísio Brandão para a publicação *Pharmacia Brasileira*.

Atividades de autoavaliação

1. Ao observar uma organela ao microscópio eletrônico, verifica-se que ela é constituída por estruturas semelhantes a sacos membranosos, achatados e empilhados. A frase está descrevendo o:
   a) lisossomo.
   b) aparelho de Golgi.
   c) mitocôndria.
   d) RER.
   e) REL.

2. Em contato com a luz de alguns órgãos existe uma junção que circunda cada célula e que tem como função promover a união entre as células vizinhas. Esse tipo de junção denomina-se:

   a) desmossomos.
   b) junção de adesão.
   c) junção oclusiva.
   d) caderinas.
   e) hemidesmossomos.

3. Os seres que apresentam células com a presença de um envelope ou envoltório nuclear são definidos como:

   a) procariontes.
   b) autótrofos.
   c) heterótrofos.
   d) eucariontes.
   e) onívoros.

4. No quadro a seguir, observe a forma e a função desempenhadas por determinadas organelas e, em seguida, indique a alternativa que estabelece a relação correta entre a organela e sua forma/função:

Organela	Forma	Função
1	Rede de membranas com ribossomos aderidos.	Síntese de proteínas.
2	Série de sacos achatados.	Secreção celular.
3	Vesículas com forma variável.	Digestão de substâncias e organelas velhas e defeituosas.
4	Rede de membranas sem ribossomos aderidos.	Síntese de lipídios.

   a) 1 – lisossomos; 2 – aparelho de Golgi; 3 – REL; 4 – mitocôndrias.
   b) 1 – RER; 2 – aparelho de Golgi; 3 – REL; 4 – lisossomos.
   c) 1 – RER; 2 – lissossomos; 3 – REL; 4 – aparelho de Golgi.
   d) 1 – RER; 2 – aparelho de Golgi; 3 – lisossomos; 4 – REL.
   e) 1 – aparelho de Golgi; 2 – RER; 3 – REL; 4 – lisossomos.

5. Enumere os itens de acordo com as funções desempenhadas pelas junções e especializações de membrana:
   I. Junção oclusiva
   II. Cílios
   III. Junção de canal
   IV. Microvilosidades
   V. Hemidesmossomos
   ( ) Promovem movimentos entre líquidos.
   ( ) Permite a troca de material entre as células.
   ( ) Liga as células à lâmina basal.
   ( ) Promove forte união entre as células.
   ( ) Aumenta a área de absorção.

   A seguir, assinale a alternativa que contém a sequência correta:
   a) 2, 3, 5, 1, 4.
   b) 3, 2, 1, 4, 5.
   c) 4, 5, 2, 1, 3.
   d) 5, 3, 2, 1, 4.
   e) 3, 5, 1, 2, 4.

Atividades de aprendizagem

Questões para reflexão

1. O pênfigo bolhoso, uma doença autoimune rara, é causada por autoanticorpos que se ligam a alguns dos componentes proteicos dos hemidesmossomos. Os indivíduos afetados por essa doença mostram bolhas na pele da virilha e da axila, sobre as áreas de flexão e, frequentemente, também na cavidade oral. Felizmente, isso pode ser controlado por esteroides e drogas imunossupressoras (Junqueira; Carneiro, 2013). Cite a importância dos hemidesmossomos para os epitélios.

2. A observação de uma determinada célula ao microscópio eletrônico de transmissão revelou que esta continha grande quantidade de retículo endoplasmático liso ou agranular. Com base nessa evidência, indique qual é a função que está relacionada com a célula observada.

Atividade aplicada: prática

1. Como discutido neste capítulo, os diferentes tipos de microscópios (ópticos e eletrônicos) possibilitaram um avanço nos estudos das células e dos tecidos que compõem o organismo. Investigue em sua cidade ou região algum local que utilize esses importantes instrumentos de estudo e investigação, verifique a possibilidade de conhecer um deles pessoalmente e elabore uma descrição do objeto. Caso você já conheça algum deles (ou ambos), descreva o que você já sabe e procure complementar seu texto com novas informações obtidas tanto a partir do estudo desta obra quanto de outras pesquisas.

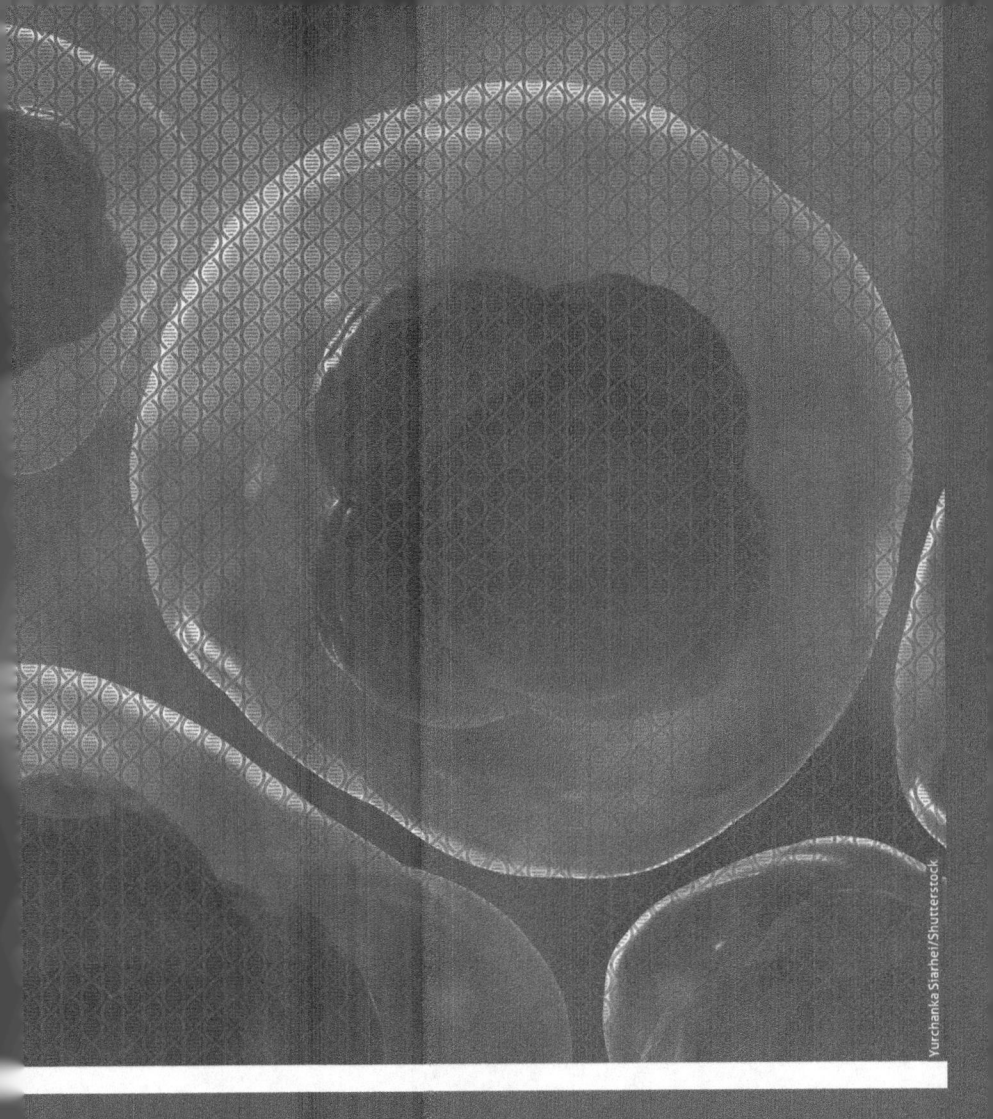

Capítulo 3

Citoesqueleto, movimentação celular, mitocôndria e respiração celular

O **citoesqueleto** é a estrutura responsável por manter a forma da célula, pela contração celular, bem como pelo movimento celular e pelo deslocamento de organelas[1], vesículas e partículas presentes no citoplasma. É composto de proteínas que se organizam para formar os microtúbulos e os filamentos de actina, de miosina e intermediários.

---

[1] Consulte a Seção 2.4.1, do Capítulo 2, para relembrar os conteúdos referentes às organelas.

As mitocôndrias são organelas encontradas no citoplasma e estão diretamente relacionadas com a produção de energia celular. Para entender os aspectos da produção de energia, é importante conhecer a ultraestrutura dessa organela e as reações que ocorrem e permitem a produção de energia útil para a célula. Mais informações sobre as mitocôndrias e os processos a elas relacionados serão abordadas na Seção 3.2 deste capítulo.

Os processos de respiração celular são utilizados pelas células para a obtenção de energia. A respiração celular aeróbia ocorre com a presença de oxigênio, e a respiração celular anaeróbia, sem a presença de oxigênio.

3.1 Funções do citoesqueleto

O citoesqueleto participa de movimentos que modificam a forma das células. Por exemplo: na contração de algumas células, principalmente as musculares; no movimento de células que realizam a fagocitose (macrófagos e leucócitos); na citocinese, que ocorre ao final da divisão celular.

Movimentos que não resultam na modificação na forma das células e que incluem os processos de transporte de material intracelular sem deformar a célula, nas correntes citoplasmáticas (ciclose) das células vegetais, também têm participação do citoesqueleto. Além disso, essa estrutura está envolvida no transporte de material ao longo dos prolongamentos das células nervosas, no transporte de grânulos de pigmentos nas células pigmentares e na extrusão de vesículas de secreção das células glandulares (exocitose).

Os principais elementos do citoesqueleto são os filamentos de actina, de miosina e os intermediários, e duas proteínas motoras, a dineína e a cinesina.

A Figura 3.1, a seguir, ilustra a distribuição dos componentes do citoesqueleto no interior da célula.

Figura 3.1 Distribuição dos componentes do citoesqueleto no interior da célula

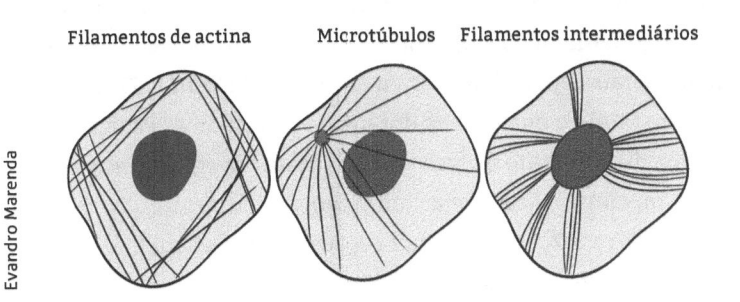

Filamentos de actina   Microtúbulos   Filamentos intermediários

3.1.1 Filamentos de actina

Os filamentos de actina são finos, de 5 nm a 7 nm de diâmetro, e compostos de duas cadeias em espiral de monômeros globosos da proteína actina G, os quais se polimerizam e dão origem a uma estrutura semelhante a dois colares de pérolas enrolados, formando uma estrutura quaternária fibrosa (actina F).

Com frequência, os filamentos de actina se agregam e formam feixes mais grossos. Tais filamentos são abundantes no músculo. Na célula, a actina é encontrada em menor quantidade (de 5% a 30% das proteínas totais citoplasmáticas).

Os microfilamentos de actina encontram-se logo abaixo da membrana plasmática e fazem parte do córtex celular. Além disso, reforçam-na e auxiliam nos processos de movimentos ameboides.

3.1.2 Filamentos de miosina

Os *filamentos de miosina* são assim denominados em razão da presença de miosina, proteína que os compõe e que consiste em uma molécula grande em forma de bastão (remete a um taco de jogar golfe), formada por dois peptídeos enrolados em dupla hélice. Tem 20 nm de comprimento e entre 2 nm e 3 nm de diâmetro.

A miosina é composta de dois fragmentos: a meromiosina leve e a meromiosina pesada. A primeira corresponde à maior parte da porção em bastão da molécula, e a segunda contém uma saliência globular (cabeça) e mais uma pequena parte do bastão, onde há locais específicos para a combinação com ATP (adenosina trifosfato) – o que a torna dotada de atividade ATPásica, que participa diretamente na transformação da energia química em energia mecânica, durante a contração muscular.

Na Figura 3.2, observe uma representação esquemática de um filamento de miosina.

Figura 3.2 Filamento de miosina

Molécula de miosina
Cabeças
Cauda

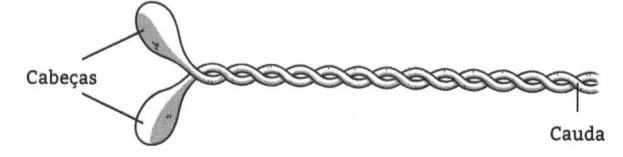

Filamento grosso
Cabeças de miosina

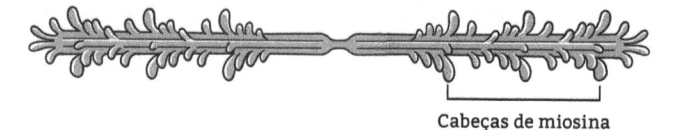

Evandro Marenda

3.1.3 Filamentos intermediários

Os filamentos intermediários são abundantes nas células da epiderme, onde se prendem a desmossomos[2], nos axônios dos neurônios e em todas as células musculares.

---

[2] Consulte a Seção 2.3.7.3, do Capítulo 2, para relembrar os conteúdos referentes aos desmossomos.

Têm diâmetro entre 8 nm e 10 nm, tamanho intermediário entre os filamentos de actina (finos) e os de miosina (grossos). Todos os filamentos intermediários são formados por um conjunto de moléculas alongadas, cada qual composta de três cadeias polipeptídicas enoveladas entre si.

Para compor os filamentos, diversas proteínas fibrosas se unem espontaneamente, sem necessitarem de energia: queratina, vimentina, proteína ácida fibrilar da glia, desmina, lamina e proteínas dos neurofilamentos.

No Quadro 3.1, a seguir, apresentamos a localização das proteínas encontradas nos filamentos intermediários.

Quadro 3.1 Localização das proteínas encontradas nos filamentos intermediários

Proteína	Localização
Queratina	Células epiteliais e em estruturas delas derivadas como unhas, pelos e chifres.
Vimentina	Fibroblastos, macrófagos, células musculares lisas e muitas outras.
Proteína ácida da glia	Astrócitos e células de Schwann.
Desmina	Células musculares lisas e nas linhas Z das células musculares esqueléticas e cardíacas.
Lamina	Constituinte da lâmina nuclear.
Proteínas dos neurofilamentos	Corpo celular e prolongamentos dos neurônios, sendo particularmente abundantes nos axônios.

Fonte: Elaborado com base em Junqueira; Carneiro, 2012.

3.1.4 Microtúbulos

Os microtúbulos participam da movimentação de cílios e flagelos, do transporte intracelular de partículas, bem como dos deslocamentos dos cromossomos na mitose e da manutenção da forma das células.

Têm a forma de longos cilindros ocos com cerca de 24 nm a 25 nm de diâmetro e são formados pela polimerização de duas cadeias da proteína tubulina, a α-tubulina e a β-tubulina, que diferem entre si pelo número de sítios de ligação – a primeira apresenta menos do que a segunda. Essa diferença, associada à predominância de α-tubulina em uma das extremidades e de β-tubulina na extremidade oposta, permite a polimerização desses filamentos. Nesse sentido, a extremidade com predomínio de β-tubulina, que apresenta crescimento maior, é chamada de *extremidade mais*, e a extremidade com predomínio de α-tubulina, que tem crescimento menor, é denominada *extremidade menos*.

Em corte transversal, é possível observar que a parede do microtúbulo é constituída por um anel com 13 dímeros. Observe uma representação esquemática de um microtúbulo na Figura 3.3.

Figura 3.3 Representação esquemática de um microtúbulo

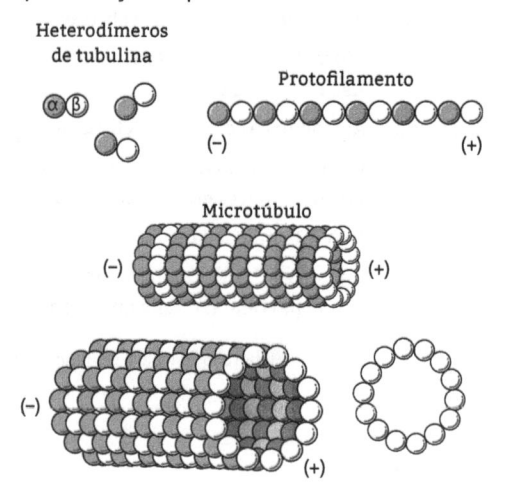

3.2 Mitocôndrias

As mitocôndrias produzem a maior parte do ATP das células animais, utilizando a energia derivada da oxidação de açúcares (glicogênio) e ácidos graxos (triglicerídeos).

Essas organelas ocupam uma porção substancial do citoplasma das células eucarióticas e têm sido essenciais para a evolução dos animais mais complexos, como algumas espécies de mamíferos. Têm forma variável (redonda ou alongada), conforme o tipo de célula e seu estado funcional. A quantidade de mitocôndrias em uma célula depende da atividade celular. Acumulam-se nas regiões da célula em que há consumo de energia aumentado.

> *Uma adaptação básica que ocorre bioquimicamente e que é induzida pelo treinamento reside no aumento do número de mitocôndrias nas fibras dos músculos (Holloszy, 1967). O aumento significativo na quantidade de mitocôndrias aumenta também a capacidade para produção de energia aeróbia e conseqüentemente os carboidratos e gorduras são mais facilmente oxidados; este fato é observado tanto nas fibras de contração lenta como naquelas de contração rápida. (Terjung, 2012)*

Ao microscópio eletrônico de transmissão, a mitocôndria apresenta duas membranas que envolvem um espaço interno em que se localiza a matriz mitocondrial, sendo que entre essas duas membranas se encontra o espaço intermembranoso.

A membrana interna é lisa, rica em colesterol e permeável a diversos tipos de moléculas com peso abaixo de 5kDa. A permeabilidade da membrana externa se deve à presença de proteínas intercaladas na membrana, denominadas *porinas*. Elas formam canais com diâmetro de 1 nm.

A membrana interna é pobre em colesterol e rica em cardiolipina, fosfolipídio com quatro ácidos graxos responsável por impedir a passagem de partículas com carga elétrica e íons. Essa membrana corresponde ao local de transporte de elétrons e bombeamento de prótons. Além disso, possui proteínas com função de conduzir as reações de oxidação da cadeia respiratória, produzir ATP na matriz (ATP sintetase) e regular a passagem de metabólitos para dentro e para fora da matriz.

A membrana interna se invagina para a matriz mitocondrial, aumentando a área dessa membrana e formando as cristas mitocondriais.

A matriz mitocondrial é formada por uma substância elétron-densa e com grânulos finos, encontrada no interior da mitocôndria. No seio dessa matriz, são encontrados grânulos elétron-densos, com diâmetro de 30 nm a 50 nm, contendo cálcio e de função pouco conhecida.

A matriz contém ainda várias enzimas, como as relacionadas à oxidação do piruvato e de ácidos graxos (ciclo do ácido cítrico), além de outras envolvidas em diversos processos e filamentos de *DNA*, *RNA* e ribossomos com 15 nm de diâmetro (menores do que os do citosol e semelhantes aos das bactérias).

Nas imagens a seguir, observe uma representação esquemática de uma mitocôndria (Figura 3.4) e uma eletromicrografia dessa organela obtida via microscópio eletrônico de transmissão (Figura 3.5).

Figura 3.4 Representação esquemática de uma mitocôndria

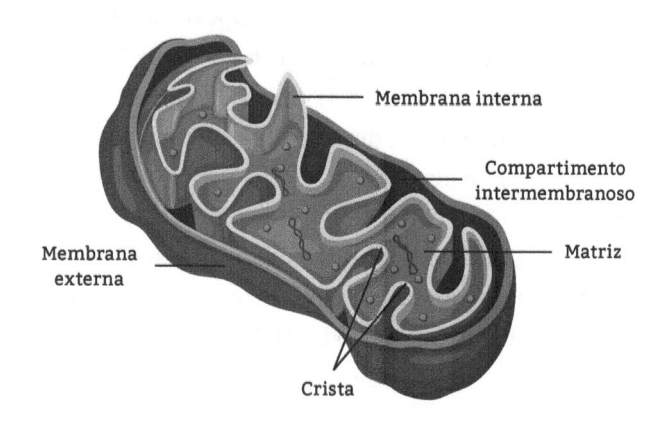

Figura 3.5 Eletromicrografia de uma mitocôndria

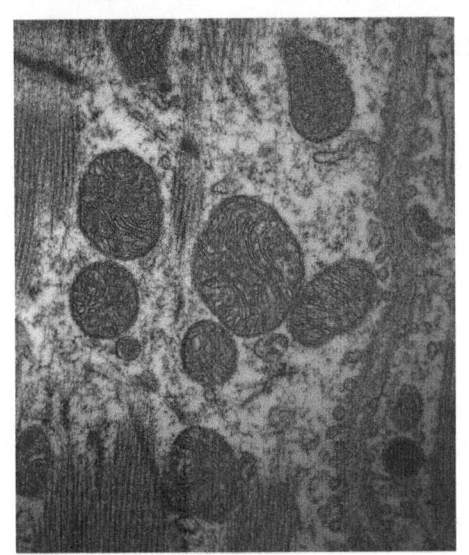

3.3 Respiração celular aeróbia

A respiração celular aeróbia consiste em um conjunto de reações de oxirredução para a obtenção de energia a partir de uma fonte energética orgânica e que ocorre obrigatoriamente em todas as células. As reações de oxirredução consistem na transferência de íons H^+ (hidrogênio) de um composto orgânico para outro com desprendimento de energia. A fonte de energia mais utilizada é a glicose, (não a mais energética). Os aminoácidos e os ácidos graxos fornecem mais energia, mas são menos utilizados. A equação para o cálculo da respiração aeróbia é a seguinte:

$$C_6H_{12}O_6 + 6O_2 \rightarrow 6CO_2 + 6H_2O = 38\ ATP$$

A respiração celular aeróbia ocorre em três etapas: 1) glicólise, 2) ciclo de Krebs ou ciclo do ácido tricarboxílico e 3) cadeia respiratória ou transportadora de elétrons.

3.3.1 Glicólise

A glicólise ocorre no citoplasma. Nessa etapa, ocorre a degradação da glicose (6C) (com seis carbonos) formando duas moléculas de ácido pirúvico ou piruvato (3C cada uma). Ainda, é nessa etapa que acontece a redução de duas moléculas de NAD (nicotinamida), resultando na formação de $2NADH^+$, e a formação de quatro moléculas de ATP.

Como na quebra da glicose são utilizadas duas moléculas de ATP, das quatro moléculas formadas, restarão apenas duas moléculas de ATP.

> NAD – nicotinamida é a substância que transfere o H (hidrogênio) de um composto para outro.
>
> ATP – ademosina trifosfato é formado por adenina + ribose + 3 radicais fosfato. É a molécula que irá armazenar energia, que não será utilizada imediatamente pela célula. Se toda a energia produzida fosse liberada de forma imediata, a célula literalmente "queimaria".

Fonte: Junqueira; Carneiro, 2012.

3.3.2 Ciclo de Krebs ou ciclo do ácido tricarboxílico

O ciclo de Krebs (Figura 3.6) ou ciclo dos ácidos tricarboxílicos ocorre na matriz mitocondrial, com a entrada das duas moléculas de ácido pirúvico formadas na glicólise. Nessa etapa, é importante a presença de moléculas de oxigênio suficientes para todo o ciclo. O ácido pirúvico que entra na mitocôndria faz o oxigênio reagir com o ácido, formando gás carbônico e liberando os elétrons dos átomos de hidrogênio presentes na fórmula da glicose. Esses elétrons são transportados pelo NADH e pelo FADH, duas moléculas transportadoras de hidrogênio.

Figura 3.6 Ciclo de Krebs

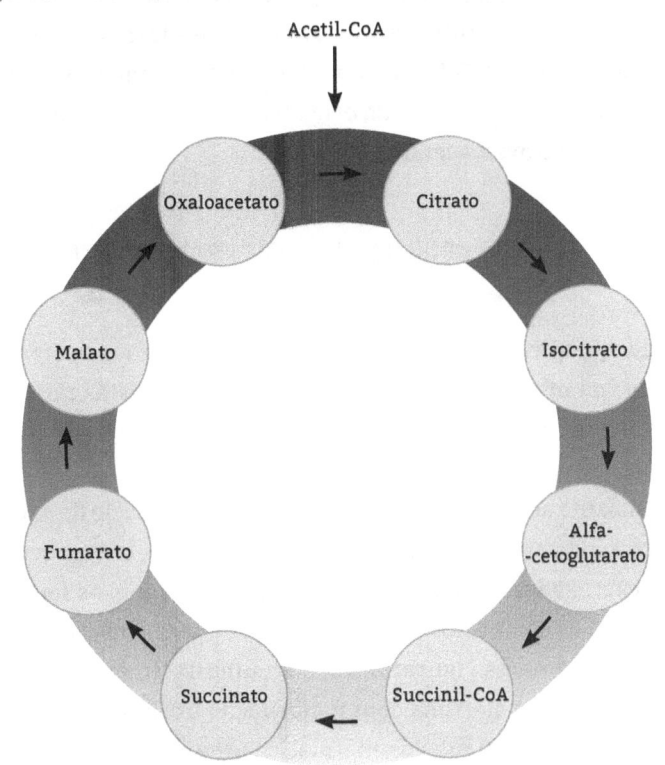

Acetil-CoA → Citrato → Isocitrato → Alfa-cetoglutarato → Succinil-CoA → Succinato → Fumarato → Malato → Oxaloacetato

O ácido acético (2C) combina-se com a coenzima A (CoA), formando o acetil-CoA, que entra na mitocôndria. O ácido oxalacético (4C) presente na matriz mitocondrial se une com o acetil-CoA, e a enzima se solta, resultando na formação do citrato (6C).

O citrato (6C) sofre desidratação e origina o isocitrato (6C), que perde um carbono, liberando um CO_2 e um H, transformando o NAD em NADH, dando origem ao alfa-cetoglutarato (5C), que passa por reações das quais fazem parte a CoA e o NAD^+. Essas reações originarão o succinato (4C), $NADH^+$ e uma molécula de GTP (trifosfato de guanosina) que, em seguida, transfere sua energia para uma molécula de ADP (adenosina difosfato), produzindo o ATP.

O succinato (4C) sofre oxidação com a perda de um hidrogênio, originando o fumarato e o $FADH_2$, que é formado a partir da redução do FAD. O fumarato é hidratado, formando malato, que perde um hidrogênio e dá origem ao NADH a partir do NAD, regenerando o oxaloacetato.

3.3.3 Cadeia respiratória ou transportadora de elétrons

A cadeia respiratória ou transportadora de elétrons ocorre na membrana mitocondrial interna que forma as cristas mitocondriais. Nessa etapa, o oxigênio é utilizado como receptor final de elétrons e íons H^+.

Durante as duas primeiras etapas (glicólise e ciclo de Krebs), ocorre a formação de $NADH^+$ e $FADH_2$. Esses dois componentes estão carregados de elétrons e de íons H^+ e entregam os seus elétrons para os complexos enzimáticos presentes na membrana.

Acompanhe, na Figura 3.7, a seguir, uma ilustração da cadeia de transporte de elétrons com fosforilação oxidativa. A seguir, apresentamos os complexos enzimáticos que estão presentes na membrana interna, conforme Carvalho e Recco-Pimentel (2001).

Figura 3.7 Cadeia de transporte de elétrons com fosforilação oxidativa

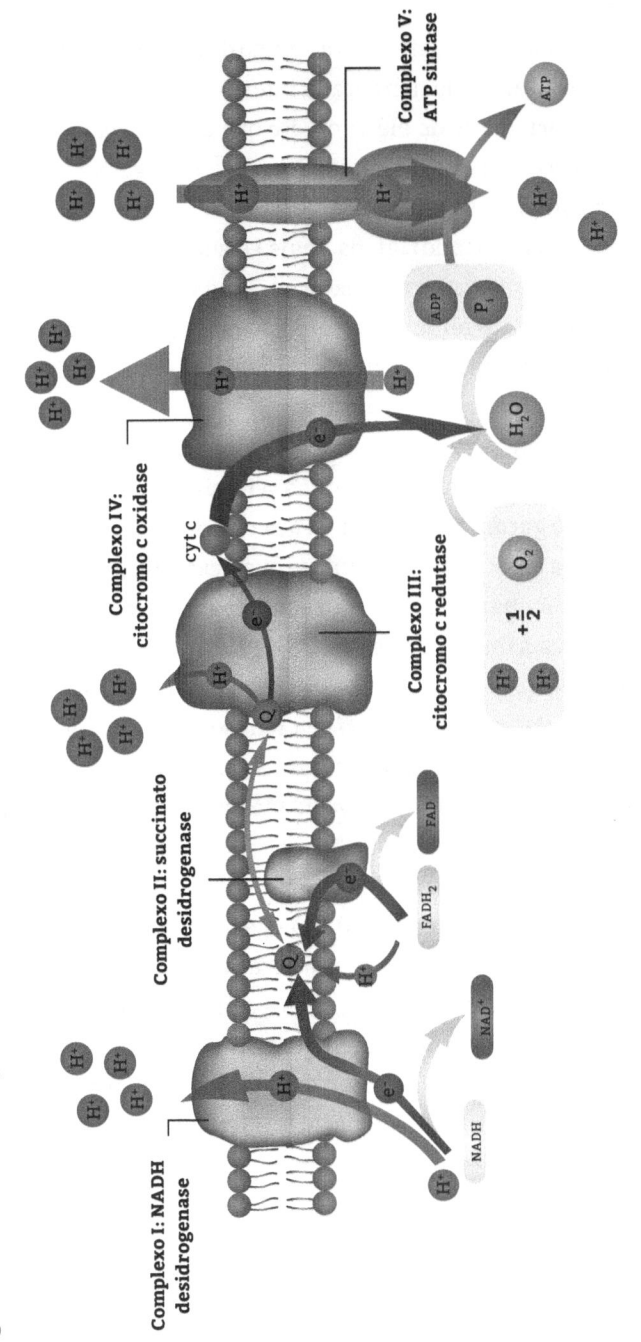

Os elétrons são transferidos ao longo dos complexos I, II e III de enzimas presentes na membrana interna, os quais funcionam como transportadores de elétrons, até que o complexo IV passe o elétron para o oxigênio que ficará carregado negativamente.

Esses complexos começam a bombear os hidrogênios para fora da matriz mitocondrial, os quais se acumulam no espaço entre as membranas interna e externa. Uma vez que esse espaço fica com mais hidrogênio, há diferença entre o espaço entre as membranas, que fica com mais cargas positivas, e a matriz mitocondrial, com menos cargas positivas.

Como a membrana atrapalha a entrada do hidrogênio, ele só conseguirá entrar nela através da ATP sintase (complexo V). Sua entrada é garantida pela diferença osmótica, dando origem a uma energia cinética na ATP sintase que é captada pelo ADP + Pi, gerando ATP. A quantidade de entrada e de formação de energia é grande e leva à formação de 26 a 28 ATPs.

A prática regular de atividade física tem se firmado como uma importante forma de tratamento para a insuficiência cardíaca – doença caracterizada pela incapacidade do coração de bombear sangue adequadamente. [...]

Um estudo da Universidade de São Paulo (USP), publicado na revista *Autophagy*, ajuda a elucidar parte dos mecanismos pelos quais o exercício aeróbico protege o coração doente.

"Basicamente, o que descobrimos é que o treinamento aeróbico facilita a remoção de mitocôndrias disfuncionais nas células cardíacas", contou Julio Cesar Batista Ferreira, professor do Instituto de Ciências Biomédicas (ICB-USP).

Fonte: Agência Fapesp, 2017.

E como entra muito hidrogênio na matriz mitocondrial, isso pode provocar uma acidez na mitocôndria. Como o oxigênio recebeu elétrons e está carregado negativamente, combina-se com o hidrogênio que entrou através da ATP sintase para forma H_2O (água). Por esse motivo, o oxigênio é considerado um receptor final de elétrons e íons H^+.

3.4 Respiração celular anaeróbica

A respiração anaeróbica, também chamada de fermentação, acontece sem a presença de oxigênio. Nesse tipo de respiração, na quebra da glicose ocorre a produção de apenas quatro moléculas de ATP, com o consumo de duas moléculas, restando apenas duas moléculas de ATP.

Esse tipo de respiração ocorre em poucos grupos biológicos, como bactérias e fungos. Nas bactérias, há fermentação ácida (lática ou acética), e nas leveduras (fungos unicelulares), fermentação alcoólica.

No dia a dia, um indivíduo realiza diversos movimentos que são um misto de atividades físicas aeróbias e anaeróbias, desempenhadas por músculos esqueléticos. Esses movimentos resultam em gasto de energia, porém, não são sistematizados ou programados, uma vez que envolvem afazeres diários e corriqueiros. Para tornar mais eficiente o gasto de energia, é de fundamental importância que sejam praticados exercícios físicos, pois os movimentos são realizados em uma sequência sistematizada, planejada e com objetivos específicos, orientados por um profissional capacitado. Os exercícios podem ser do tipo aeróbio ou anaeróbio. No Quadro 3.2, apresentamos algumas diferenças esses tipos de atividade.

Quadro 3.2 Diferenças entre o exercício aeróbio e o exercício anaeróbio

Exercício aeróbio	Exercício anaeróbio
Utiliza oxigênio no processo de geração de energia para os músculos.	Utiliza uma forma de energia que independe do uso do oxigênio.
Exercício de longa duração, contínuo e de baixa e moderada intensidade.	Exercício de alta intensidade e curta duração.
Estimula a função dos sistemas cardiorespiratório e vascular, bem como o metabolismo.	Envolve um esforço intenso realizado por um número limitado de músculos e há produção de ácido lático.
Exercícios como caminhada, corrida, ciclismo e natação são os mais indicados, pois utilizam vários grupos musculares ao mesmo tempo.	A musculação é o exercício mais praticado. São incluídos, ainda, exercícios de velocidade com ou sem carga, de curta duração e alta intensidade, como corrida de cem metros rasos, saltos e arremesso de peso.

Fonte: Elaborado com base em Exercícios..., 2018.

Síntese

Neste capítulo, primeiramente, abordamos o citoesqueleto e a participação de seus componentes proteicos no desempenho de diferentes tipos de movimentos que podem ou não levar à modificação da forma celular. Discutimos, também, o importante papel das mitocôndrias e de seus componentes estruturais no processo de respiração celular, cujo intuito é a obtenção de energia na forma de ATP. Ainda, descrevemos os dois tipos de respiração celular: a aeróbia, que ocorre em três etapas e requer a presença de oxigênio, e a anaeróbia, que não utiliza oxigênio e ocorre em apenas uma etapa.

ⅲ Indicações culturais

PEREIRA, B. Biogenêse mitocondrial e exercício físico: hipótese do acoplamento elétrico-transcripcional. **Revista Brasileira de Educação Física e Esporte**, v. 29, n. 4, p. 687-703, 2015. Disponível em: <http://www.scielo.br/pdf/rbefe/v29n4/1807-5509-rbefe-29-4-0687.pdf>. Acesso em: 5 abr. 2019.

Recomendamos a leitura do artigo intitulado "Biogenêse mitocondrial e exercício físico: hipótese do acoplamento elétrico-transcripcional", de autoria de Benedito Pereira, que descreve as principais modificações ocorridas no organismo em decorrência do treinamento físico-esportivo envolvendo exercícios físicos de longa duração.

■ Atividades de autoavaliação

1. A Síndrome de Kartagener é uma doença que afeta o sistema respiratório e tem como principal causa a ausência da dineína, uma proteína motora geradora da força mecânica no movimento ciliar, cuja ausência torna os cílios rígidos e imóveis, pois ela se encontra associada aos microtúbulos. Sobre a estrutura dos cílios, analise as afirmativas a seguir e, na sequência, assinale a alternativa correta:

   I. No corpo ciliar, são encontrados nove pares de microtúbulos periféricos ao redor de um par central.

   II. No corpúsculo basal, são encontrados 27 microtúbulos dispostos em nove grupos, cada um com três microtúbulos.

   III. Por ter um domínio motor que hidrolisa ATP, a dineína interage com os microtúbulos gerando uma força de deslizamento entre eles.

   a) Todas as afirmativas são verdadeiras.
   b) Somente as afirmativas I e III são verdadeiras.
   c) Somente a afirmativa II é verdadeira.
   d) Somente as afirmativas I e II são verdadeiras.
   e) Somente a afirmativa III é verdadeira.

2. Quanto aos componentes do citoesqueleto, marque V para as afirmativas verdadeiras e F para as falsas.
   - ( ) Vimentina e queratina são tipos de proteínas fibrosas que compõem os filamentos intermediários.
   - ( ) A estrutura dos filamentos de actina remete a um taco de jogar golfe.
   - ( ) Os microvilos são mantidos por filamentos intermediários.
   - ( ) A actina e a miosina são elementos do sarcômero, importantes para a contração muscular.
   - ( ) A cinesina é uma proteína motora que participa dos deslocamentos de organelas e de outras partículas.

   A seguir, assinale a alternativa que apresenta a sequência correta:
   a) F, V, V, V, F.
   b) V, F, V, F, V.
   c) V, F, F, V, V.
   d) F, V, V, F, F.
   e) F, F, V, F, V.

3. Assinale a alternativa que contém as palavras corretas que completam a seguinte frase:

   Na quebra de uma molécula de _____, a energia liberada pela respiração na atividade das mitocôndrias não é usada diretamente para o trabalho celular, mas, sim, armazenada na forma de _____.

   a) glicogênio – ADP.
   b) adenosina trifosfato – ATP.
   c) glicose – AMP.
   d) glicose – ATP.
   e) glicogênio – AMP.

4. Enumere as colunas de acordo com o local e o nome da etapa relacionados à obtenção de energia. Em seguida, assinale a alternativa que contém a sequência correta:
   I. Cristas mitocondriais
   II. Citossol
   III. Matriz mitocondrial
   ( ) Glicólise.
   ( ) Cadeia transportadora de elétrons.
   ( ) Ciclo do ácido tricarboxílico.
   a) I, II, III.
   b) II, I, III.
   c) III, I, II.
   d) III, II, I.
   e) II, III, I.

5. Assinale a alternativa que indica os tipos de movimentos que não levam à modificação na forma das células:
   a) Contração muscular e transporte de grânulos nas células pigmentares.
   b) Transporte de material ao longo do neurônio e movimento ameboide.
   c) Movimento ameboide das células e contração muscular.
   d) Exocitose e transporte de grânulos nas células pigmentares.
   e) Contração do músculo liso e endocitose.

Atividades de aprendizagem

Questões para reflexão

1. Supondo que as mitocôndrias de uma célula sejam eliminadas, pode-se esperar que, primariamente, haja a inibição de qual função?

2. O citoesqueleto é responsável pela manutenção da forma da célula. Logo abaixo da membrana celular, encontra-se uma camada denominada *córtex celular*. Cite qual dos componentes do citoesqueleto encontra-se nessa região do córtex.

Atividade aplicada: prática

1. Pesquise e descreva duas aplicações industriais do processo de fermentação.

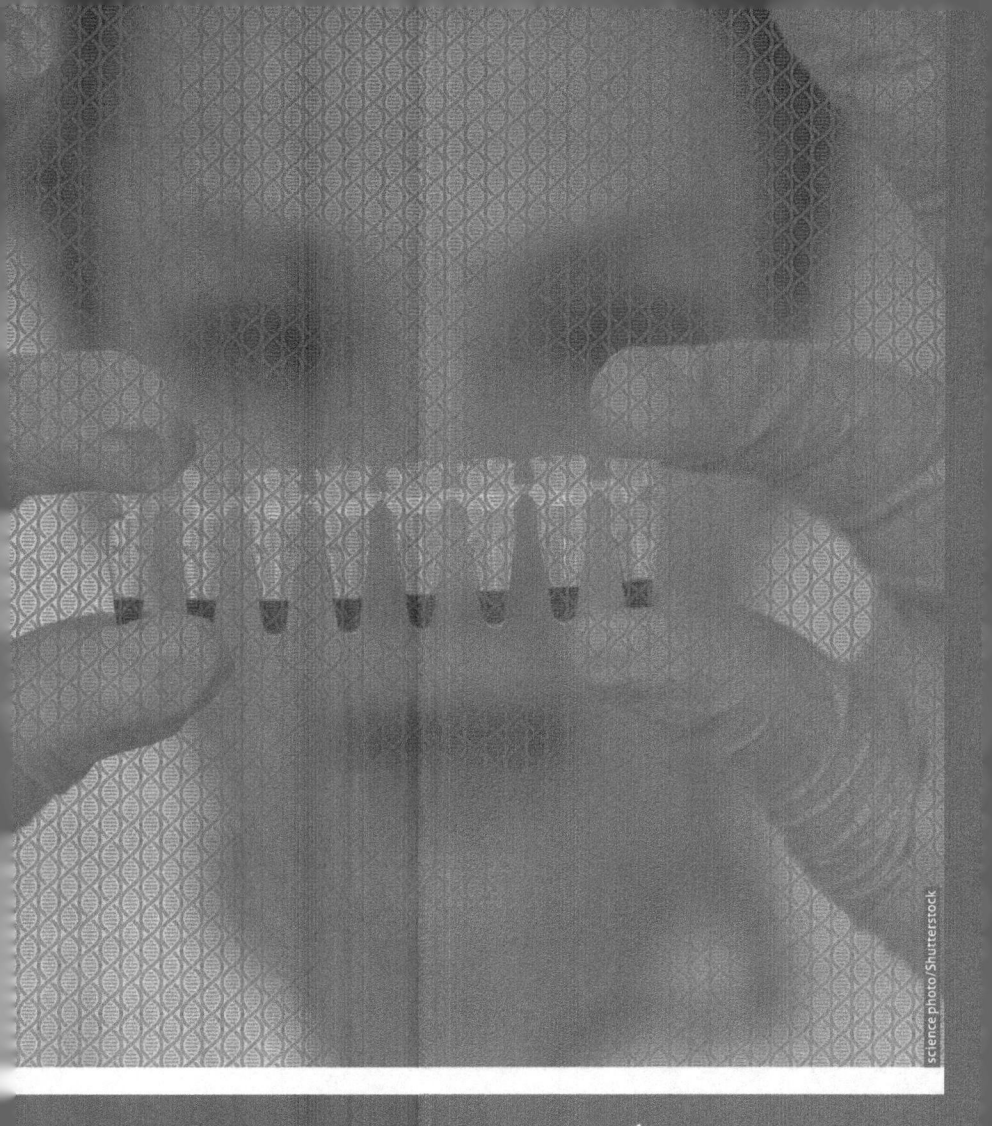

Capítulo 4

Núcleo, material genético, divisão celular e diferenciação celular

A divisão celular é um mecanismo essencial para todos os seres vivos. Por isso, neste capítulo, apresentaremos os dois tipos de divisão celular: a mitose, que garante a renovação de diferentes células formadoras do organismo; e a meiose, em que há a formação de células especializadas e importantes para a reprodução, denominadas *gametas*.

A diferenciação celular também é um processo fundamental para a renovação de algumas células presentes em certos tecidos, pois é por meio dela que uma célula tem a capacidade de se modificar em forma e função, dando origem a outras células.

4.1 O núcleo e seus componentes

O núcleo é a parte que contém a informação genética da célula, acumulada em sua maior parte no *DNA* (ácido desoxirribonucleico), e controla o metabolismo celular através da transcrição do *DNA*, nos diferentes tipos de *RNA* (ácido ribonucleico).

O estudo dos constituintes do núcleo é realizado na intérfase, período em que a célula não se encontra em divisão. No núcleo interfásico, distinguem-se os seguintes constituintes: envoltório nuclear, nucleoplasma, cromatina e nucléolo.

A existência de um núcleo é a principal característica que distingue uma célula eucarionte de uma procarionte. Naquela, o núcleo, considerado o principal componente dessa célula, é o local onde se encontra o material genético. Essa importância é comprovada ao se fazer um experimento em que se divide uma célula eucarionte em duas, deixando, porém, o núcleo em apenas uma delas. A parte que não contém o núcleo acaba morrendo.

Figura 4.1 Núcleo celular

- Ribossomo
- Envoltório nuclear
- Lâmina nuclear
- Nucleoplasma
- Cromatina
- Nucléolo
- Poro

Designua/Shutterstock

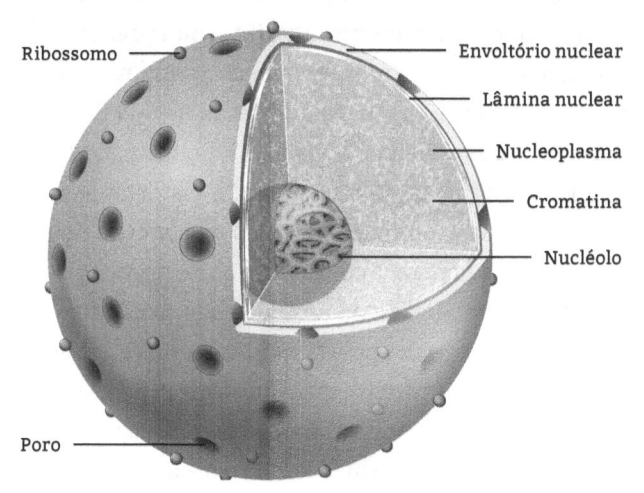

4.1.1 Envoltório nuclear

O envoltório nuclear, que separa o conteúdo do núcleo do citoplasma, é visível somente ao microscópio eletrônico. É responsável pela manutenção do núcleo como compartimento distinto e se constitui por duas unidades de membranas, cada uma contendo uma espessura de 5 nm a 6 nm, separadas entre si por uma cavidade denominada *cisterna perinuclear*, com 10 nm a 50 nm de espessura.

As membranas do envoltório são lipoproteicas, assimétricas e apresentam 30% de lipídios – sendo que 90% são fosfolipídios, e os 10% restantes são triglicerídeos, colesterol e ésteres de colesterol – e 70% de proteínas, entre as quais algumas são glicoproteínas. Muitas das proteínas são comuns às proteínas do retículo, como a glicose-6-fosfatase e duas pequenas cadeias de transporte de elétrons: a cadeia citocromo P450 e a cadeia do citocromo b.

As porções glicídicas das proteínas estão voltadas para a cisterna perinuclear. A membrana interna apresenta na sua face nucleoplasmática um espessamento denominado *lâmina nuclear*. Já a membrana externa apresenta na sua face citoplasmática ribossomos aderidos a ela e, ainda, uma continuidade com o retículo endoplasmático rugoso. A cisterna perinuclear contém as mesmas proteínas presentes na cisterna do retículo endoplasmático, demonstrando, assim, que o envoltório nuclear é uma porção especializada do retículo endoplasmático.

Os poros são formados pela fusão das membranas nucleares interna e externa e permitem o trânsito de macromoléculas entre o núcleo e o citoplasma, porém, de forma seletiva, isto é, selecionando o que entra e o que sai. Além disso, são uniformemente espaçados, e sua quantidade por unidade de área do envoltório nuclear varia com o tipo de célula e seu estágio funcional.

Os poros podem cobrir de 1,2% a 25% da área total do envoltório nuclear. São formados por oito subunidades proteicas ao redor de um canal que contém uma estrutura proteica funcionando como um diafragma que abre e fecha. Associadas aos poros, existem estruturas granulares elétron-densas formando os complexos de poros, as quais são vistas apenas ao microscópio eletrônico de transmissão.

A lâmina nuclear é uma rede fibrosa associada à superfície interna do envoltório nuclear e que se interrompe nos poros nucleares. Ela mantém a forma e dá suporte estrutural ao envoltório nuclear, além de ser responsável pela ligação das fibras da cromatina (material genético) ao envoltório. Na maioria das células dos mamíferos, essa lâmina é constituída pelas laminas dos tipos A, B e C.

4.1.2 Nucleoplasma

O nucleoplasma é uma solução aquosa de proteínas, *RNAs*, nucleosídeos, nucleotídeos e íons, na qual estão mergulhados os nucléolos e a cromatina. A maioria das proteínas são enzimas envolvidas com a transcrição do *DNA* e são *DNA*-polimerases, *RNA*-polimerases, topoisomerases e helicases, entre outras.

4.1.2.1 Nucléolo

O nucléolo é uma estrutura esférica, não envolvida por membrana e facilmente vista no microscópio óptico. Seu tamanho está geralmente relacionado com a intensidade de síntese proteica que ocorre no citoplasma. Existem células com dois ou mais nucléolos, mas, de modo geral, o nucléolo é único.

Nucléolos são estruturas densas que contêm em torno de 60% de matéria seca, principalmente proteínas e *RNA* ribossômico, além de uma pequena quantidade de *DNA*, correspondente à cromatina, que contém os genes codificadores dos *RNAr* (*DNA* ribossômico – *DNAr*), de proteínas estruturais do nucléolo e de *RNAs* que participam da transcrição e das modificações pós-transcricionais dos *RNAr*.

Nas imagens a seguir, observe uma representação esquemática do núcleo e do nucléolo (Figura 4.2) e uma eletromicrografia do núcleo obtida via microscópio eletrônico de transmissão (Figura 4.3).

Figura 4.2 Representação esquemática do núcleo e do nucléolo

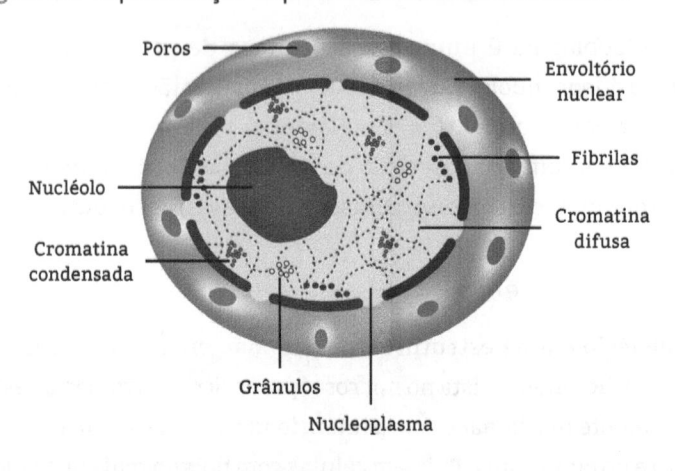

- Poros
- Envoltório nuclear
- Fibrilas
- Nucléolo
- Cromatina difusa
- Cromatina condensada
- Grânulos
- Nucleoplasma

Figura 4.3 Eletromicrografia do núcleo

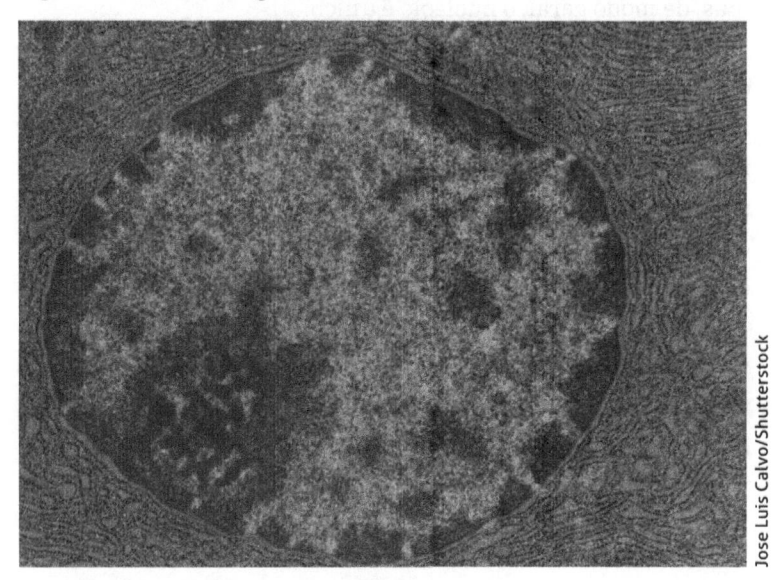

Em alguns tipos de célula, há variação quanto a quantidade, forma (em geral, redonda ou alongada) e posição (excêntrica, cêntrica ou periférica) do núcleo. Por exemplo: nos macrófagos, células de defesa, o núcleo é excêntrico e tem formato oval; nas células musculares estriadas esqueléticas, há vários núcleos em posição periférica; e nas células musculares estriadas cardíacas, o núcleo é cêntrico.

4.1.3 Material genético

No núcleo celular, encontra-se também o *DNA*. A estrutura e a função dessa molécula serão apresentadas no item a seguir.

4.1.3.1 Ácido desoxirribonucleico (*DNA*)

É na molécula de *DNA* que estão contidos os genes, estruturas responsáveis pelo comando da atividade celular e pelas características hereditárias. O modelo da estrutura molecular do *DNA*, aceito até os dias atuais, foi proposto em 1953 por Watson & Crick (Alberts et al., 2011). A molécula de *DNA* é formada por duas cadeias compostas por vários nucleotídeos e unidas por pontes de hidrogênio, que se formam entre as bases nitrogenadas. Os nucleotídeos são compostos por uma molécula de ácido fosfórico, uma molécula de açúcar (uma pentose > desoxirribose) e uma molécula de uma base nitrogenada.

No *DNA*, as bases nitrogenadas podem ser de quatro tipos diferentes, categorizados em dois grupos distintos: as bases púricas ou purinas – adenina (A) e guanina (G) – e as bases pirimídicas ou pirimidinas – citosina (C) e timina (T).

A Figura 4.4, a seguir, traz uma representação esquemática do *DNA*.

Figura 4.4 Representação esquemática do *DNA*

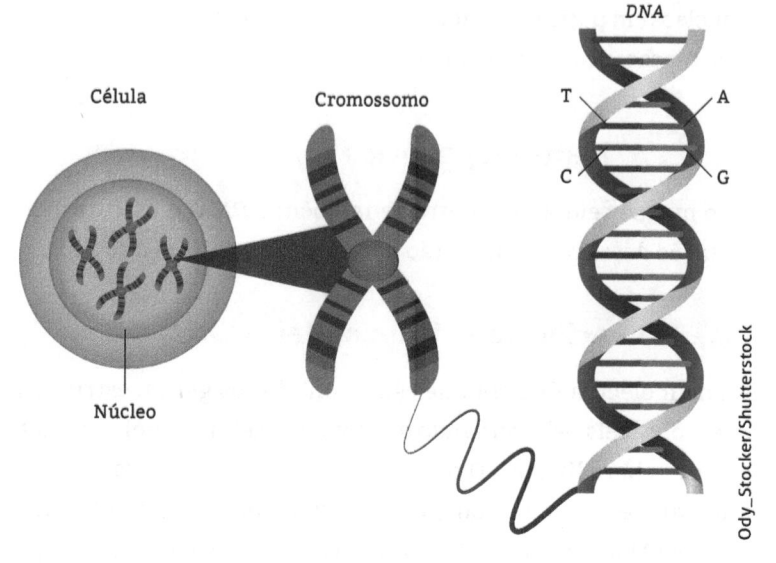

Célula   Cromossomo   DNA

Núcleo

Ody_Stocker/Shutterstock

A proporção entre as bases timina e adenina é de 1:1, válida também entre a guanina e a citosina. A base adenina é complementar à timina (A – T são complementares à T – A) e a base citosina é complementar à guanina (C – G são complementares à C – G).

Nas células procariontes, o cromossomo é uma única molécula de *DNA*. Nas células eucariontes, o cromossomo é formado por *DNA* associado a moléculas de histonas.

4.1.3.2 Cromatina

Cromatina é o termo que designa, com exceção do nucléolo, toda a porção do núcleo que se cora e é visível ao microscópio óptico. No núcleo interfásico, a cromatina se apresenta compactada ou descompactada; já no núcleo em divisão, ela está altamente compactada, constituindo os cromossomos – cromatina e cromossomo representam dois aspectos morfológicos e fisiológicos da mesma macromolécula. As proteínas que se associam ao *DNA* para formar a cromatina são classificadas em *histonas* (H1, H2A, H2B, H3 e H4) e *não histônicas*.

As histonas são pequenas e têm uma grande proporção de aminoácidos carregados positivamente (arginina e lisina) e que facilitam a sua ligação à molécula de *DNA*, a qual é carregada negativamente. As proteínas não histônicas desempenham vários papéis na cromatina, tais como estrutural, enzimático e de regulação da atividade gênica.

A estrutura molecular da cromatina é constituída por uma longa cadeia dupla de *DNA* ligada a histonas, as quais se associam em pares de cada molécula de histonas H2A, H2B, H3 e H4, formando um octâmero ao redor do qual o *DNA* dá duas voltas, recebendo o nome de *nucleossomo*. Ao redor de cada nucleossomo, encontra-se um segmento de *DNA* ao qual se associa uma histona H1.

Ao microscópio óptico, a cromatina no núcleo interfásico apresenta dois padrões distintos de coloração: uma porção de coloração intensa, a heterocromatina, e uma menos corada, a eucromatina.

Existem duas formas de heterocromatina: a constitutiva, que nunca é transcrita ou copiada, e a facultativa, passível de transcrição.

As eucromatinas também são encontradas em duas formas: cerca de 10% está na forma de cromatina ativa, menos condensada, e o restante, mais condensado, é de cromatina inativa.

4.1.3.3 Ácido ribonucleico (*RNA*)

Da mesma forma que o *DNA*, o *RNA* também é formado por nucleotídeos. Os nucleotídeos do *RNA* têm os mesmos constituintes fundamentais dos do *DNA*, porém a pentose (açúcar) é uma ribose. Quanto às bases nitrogenadas do *RNA*, em vez da presença de timina, verifica-se a de uracila (U), e as demais são as mesmas que ocorrem no *DNA*. A molécula de *RNA* não tem formato de dupla-hélice; ela consiste em uma única cadeia de nucleotídeos. Há três tipos de *RNA* nas células: *RNA* ribossômico (*RNAr*), *RNA* mensageiro (*RNAm*) e o *RNA* transportador (*RNAt*).

O *RNAr* ocorre em maior quantidade nas células. É encontrado no nucléolo, onde é sintetizado, e no citoplasma, associado a proteínas, formando os ribossomos.

O *RNAm* é encontrado no núcleo, onde é produzido, e no citoplasma, participando da síntese de proteínas junto com os ribossomos. É formado por um filamento simples contendo várias trincas de bases, os códons.

O *RNAt*, o menor da célula, é encontrado apenas no citoplasma, apesar de ser sintetizado no núcleo. É formado por pequenas cadeias de 75 a 100 nucleotídeos e tem a forma de uma folha de trevo. É capaz de se combinar, de modo reversível, com certos aminoácidos que serão transportados por eles para formar as proteínas. Esse tipo de *RNA* tem um filamento livre de sua molécula e composto pela sequência de bases nitrogenadas ACC, na qual ocorre a associação com o aminoácido.

Cada *RNAt* é capaz de reconhecer um determinado aminoácido e um determinado códon no *RNAm*. Em uma região da molécula, existe uma sequência de três bases denominadas *anticódon*, que reconhece a posição do *RNAm*, unindo o seu anticódon ao códon do *RNAm*.

A Figura 4.5, a seguir, mostra uma comparação entre as moléculas de *DNA* e as de *RNA*.

Figura 4.5 Comparação entre moléculas de DNA e RNA

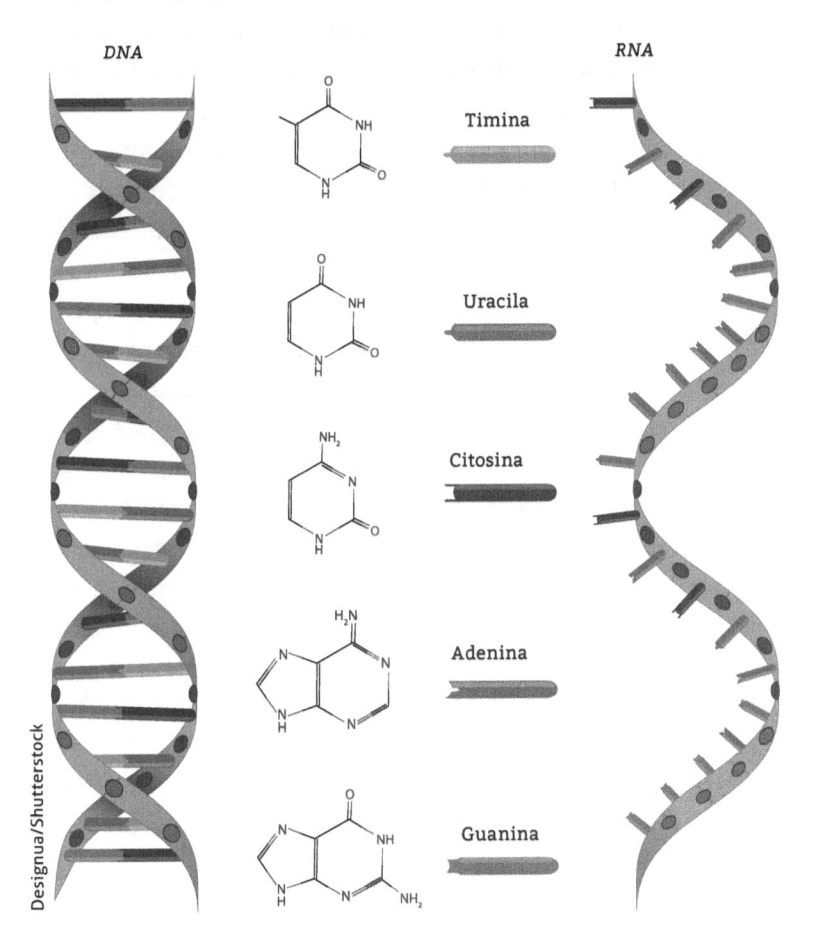

DNA — Timina, Uracila, Citosina, Adenina, Guanina — RNA

4.1.4 Transcrição e tradução

A transcrição do DNA e a tradução do RNA são eventos complexos e que ocorrem no processo de síntese de proteínas. Cada proteína tem uma determinada sequência específica de aminoácidos, determinada pelo gene localizado no cromossomo.

De acordo com Alberts et al. (2011, p. 181): "Um gene é, normalmente, definido como um segmento de DNA que contém as instruções para produzir uma determinada proteína (ou, em alguns casos, uma série de proteínas relacionadas)".

O genoma das células eucariontes é composto por uma grande quantidade de sequências de DNA que não são convertidas em produtos funcionais, ou seja, não codificadoras. Muitas delas estão localizadas entre os genes, separando um gene do outro, e outras estão presentes nos próprios genes. Esses genes apresentam segmentos codificadores chamados *éxons*, separados por segmentos não codificadores, também conhecidos como *íntrons*.

Todo gene é transcrito em uma longa molécula de RNA, que depois é reduzida de tamanho e convertida na molécula de RNA funcional. O processamento do RNA ocorre no núcleo e consiste na remoção e na digestão dos íntrons e na posterior junção dos éxons.

Quem comanda a síntese de proteínas é o RNAm, responsável por carregar a sequência dessa proteína que foi transcrita do gene.

Nos procariontes, a transcrição de RNAm e a síntese de proteínas ocorrem simultaneamente no citoplasma, devido à ausência de núcleo.

Nos eucariontes, a transcrição do RNAm ocorre no núcleo, e a síntese de proteína (tradução), no citoplasma e nos polirribossomos (ribossomos associados ao RNAm).

Os ribossomos (Figura 4.6) são formados por duas subunidades, uma maior e outra menor. Contêm um RNA ribossômico e proteínas em sua subunidade maior e apresentam três sítios ou locais importantes para o processo de tradução: um sítio onde se liga o RNAm, um sítio A e um sítio P, local em que se encaixam os códons.

Figura 4.6 Ribossomo

Designua/Shutterstock

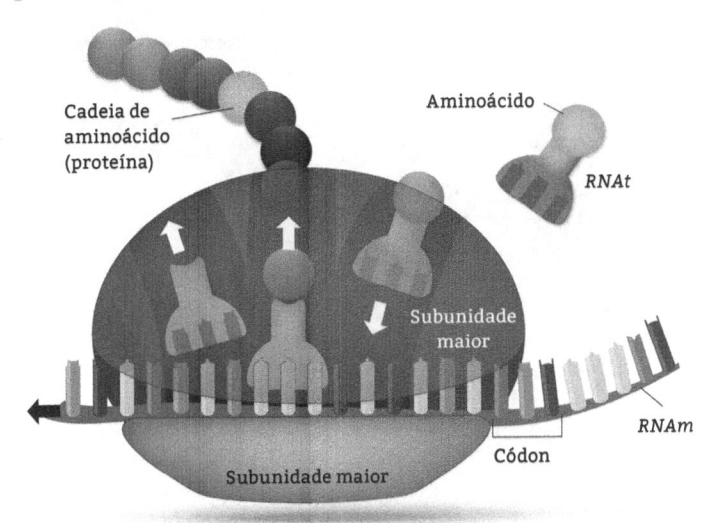

A transcrição é o processo por meio do qual uma molécula de RNA é sintetizada a partir do DNA. Todos os tipos de RNA são transcritos de uma cadeia molde de DNA. O processo é catalizado por um conjunto de enzimas denominadas coletivamente RNA polimerases.

A tradução é o processo de síntese proteica a partir da informação transcrita no RNAm.

Observe na Figura 4.7 um exemplo de síntese proteica, em que o RNAm é traduzido no ribossomo e o RNAt tem a função de trazer os aminoácidos correspondentes.

Figura 4.7 Exemplo de síntese proteica

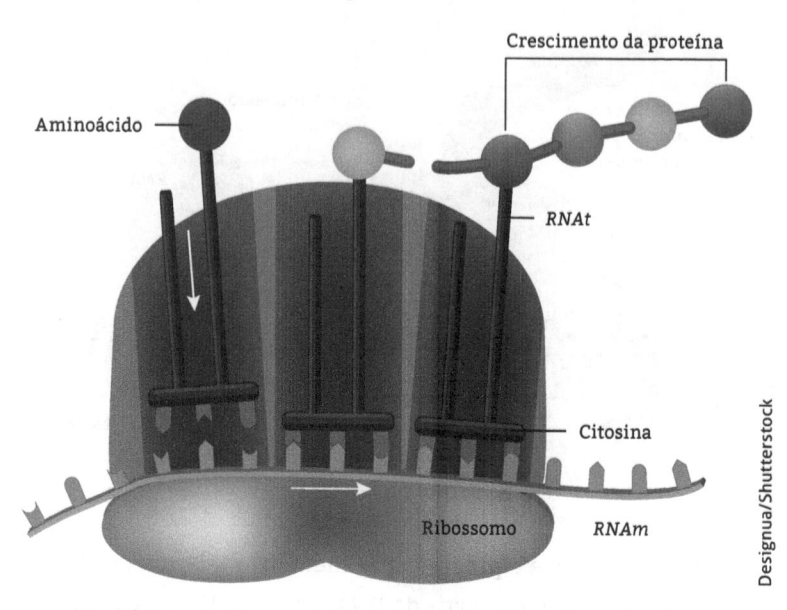

Na Figura 4.8, a seguir, apresentamos exemplo de uma molécula de *DNA* transcrita pelo *RNAm*, além da proteína já formada.

Figura 4.8 Molécula de *DNA*, *RNAm* e a proteína formada

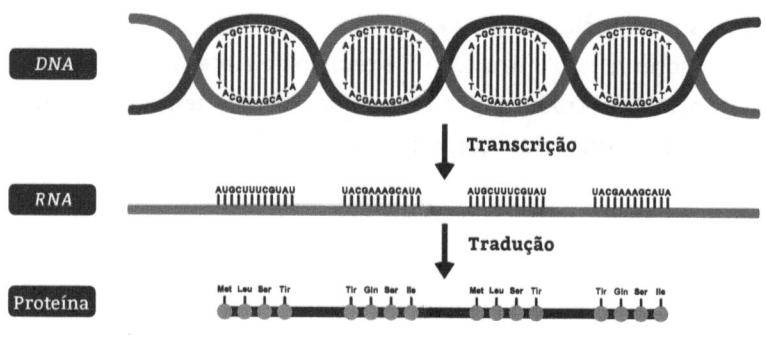

Met = metionina
Leu = leucina
Ser = serina
Tir = tirosina
Gln = glutamina
Ile = isoleucina

4.2 Ciclo celular

O ciclo celular é o mecanismo essencial pelo qual todos os seres vivos se reproduzem e que compreende o ciclo de duplicação e divisão de uma célula.

Nos seres unicelulares, como bactérias e leveduras, cada divisão celular produz um novo indivíduo completo.

Nos organismos multicelulares, muitas rodadas de divisão celular são necessárias para a formação de um novo indivíduo a partir de um ovo. Em muitos desses organismos, a divisão celular ocorre por toda a vida, pois mesmo nos indivíduos adultos é necessária a reposição de células mortas.

Na maioria das vezes, as células dobram sua massa em cada ciclo celular, para possibilitar que as duas células-filhas tenham o mesmo tamanho da célula-mãe (caso contrário, as células se tornarariam menores a cada divisão).

A divisão celular em seres procariontes, cujas células são desprovidas de núcleo, é mais simples do que nas células eucariontes, as quais, por sua vez, apresentam células que apresentam núcleo além de organelas citoplasmáticas e proteínas formadoras do citoesqueleto. Esses componentes das células eucariontes precisam ser duplicados antes que se inicie a divisão celular, para que sejam distribuídos a cada célula resultante dessa divisão.

Nos seres vivos, ocorrem dois tipos de divisão celular: a mitose e a meiose. A mitose é o processo pelo qual uma célula denominada célula-mãe dá origem a duas células: as células-filhas. Tanto a célula-mãe quanto as células-filhas apresentam o mesmo número de cromossomos.

Já a meiose é o processo que ocorre durante a formação dos gametas. Esse tipo de divisão é diferente da mitose, pois na meiose uma célula-mãe dá origem a quatro células-filhas com número menor de cromossomos do que a célula-mãe.

4.2.1 Ciclo celular das células eucariontes

O ciclo celular das células eucariontes corresponde aos eventos que ocorrem durante o processo de divisão celular, por meio do qual uma célula será dividida para dar origem a duas células-filhas iguais a ela. Esse processo pode ser dividido em duas fases distintas: a **intérfase**, em que ocorre a síntese de proteínas, a duplicação das organelas e o aumento da massa celular, e a **fase M**, que compreende o período em que a célula será dividida.

A intérfase corresponde à maior fase do ciclo celular, ocorre antes da fase M e está dividida em três períodos: G_1, S e G_2.

O período G_1 acontece entre o final da fase M e o início da fase S. Durante esse período, ocorre a síntese de RNA e de proteínas, permitindo um período de crescimento adicional para a célula.

O período S ocorre entre o final do período G_1 e o início do G_2. Nessa etapa, há uma elevada taxa de duplicação de *DNA*, síntese de RNA e de proteínas, com consequente aumento da massa da célula e duplicação das organelas.

E o período G_2 se dá entre o final da fase S e o início da fase M. É nesse período que ocorre a condensação gradativa da eucromatina transformando-se em heterocromatina, a qual atinge um alto grau de condensação e se transforma em cromossomo.

Devido a essas mudanças na forma da cromatina, a capacidade de duplicação de *DNA*, de síntese de *RNA* e de proteínas, bem como a duplicação de organelas e o aumento da massa celular, diminui gradativamente, até que a taxa metabólica da célula cessa e, com a formação dos cromossomos, inicia-se a divisão celular. Assim como o período G_1, o período G_2 também fornece um tempo de crescimento adicional para a célula.

A fase M é marcada por ser o período em que ocorrem dois eventos importantes para a célula: a divisão do núcleo e a divisão do citoplasma, denominada citocinese. Esses dois eventos têm a participação direta dos elementos do citoesqueleto.

Dependendo do tipo de célula e do objetivo da divisão celular, a fase M pode apresentar dois tipos de divisão: a mitose e a meiose. Contudo, em ambos os casos, antes do seu início, obrigatoriamente, a célula deve ter passado pela fase de intérfase.

A Figura 4.9 mostra a representação esquemática das fases do ciclo celular eucarionte.

Figura 4.9 Representação esquemática das fases do ciclo celular eucarionte

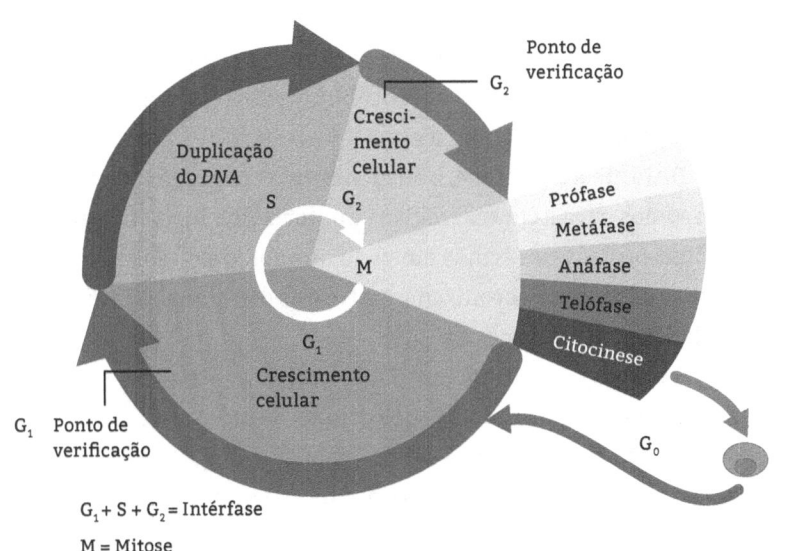

$G_1 + S + G_2$ = Intérfase

M = Mitose

4.2.1.1 Mitose

A mitose é um tipo de divisão celular que ocorre em células denominadas somáticas, as quais fazem parte de todo o corpo, com exceção das células sexuais ou gametas. É através desse tipo de divisão celular que ocorre o crescimento de um organismo, bem como a reposição de células de um tecido.

Na mitose, uma célula diploide (2n) dá origem a duas células-filhas também diploides. O termo *diploide* refere-se ao fato de uma célula apresentar seus cromossomos organizados em pares.

Nos seres humanos, cada célula diploide apresenta 46 cromossomos, representados por 2n = 46. O n representa o número de cromossomos, denominados haploides e recebidos de cada um dos genitores: 23 cromossomos do pai e 23 cromossomos da mãe. Portanto, *n* é igual a 23, sendo que 2 multiplicado por 23 é igual a 46.

A mitose ocorre em cinco estágios: prófase, prometáfase, metáfase, anáfase e telófase. Na **prófase**, os cromossomos duplicados se condensam, e o fuso mitótico começa a se formar do lado de fora do núcleo. Na **prometáfase**, o envelope nuclear se rompe, permitindo que o fuso de microtúbulos entre em contato com os cromossomos e se liguem a eles.

Durante a **metáfase**, o fuso mitótico congrega todos os cromossomos para o centro (região equatorial) do fuso. Na **anáfase**, as duas cromátides-irmãs em cada cromossomo replicado separam-se de forma sincronizada, e o fuso as direciona para as extremidades opostas da célula

A **telófase** é a última fase da mitose. Nela, o envelope nuclear se refaz e circunda cada um dos grupos de cromossomos separados para formar dois núcleos.

No final da mitose, ocorre a citocinese, que corresponde à divisão do citoplasma, pois, no final da divisão, a célula se apresenta com dois núcleos e massa celular dobrada.

Observe, na Figura 4.10, a seguir, a representação esquemática da mitose.

Figura 4.10 Representação esquemática da mitose

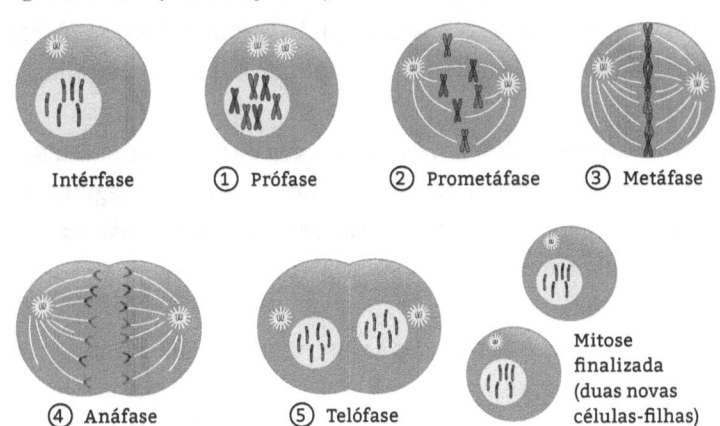

Intérfase   ① Prófase   ② Prometáfase   ③ Metáfase

④ Anáfase   ⑤ Telófase   Mitose finalizada (duas novas células-filhas)

4.2.1.2 Meiose

A meiose é outro tipo de divisão celular e permite a formação das células sexuais, os gametas. Nesse tipo de divisão celular, uma célula diploide (2n) dá origem a quatro células-filhas haploides (n).

Diferente da mitose, a meiose ocorre em duas etapas sequenciais, denominadas *meiose I* e *meiose II*, as quais são separadas por um breve período de intérfase, porém com a duplicação das proteínas do cinetócoro em vez da duplicação dos cromossomos.

A meiose I é denominada *reducional*, pois ocorre a redução do número de cromossomos da célula. Ela é dividida em prófase I, metáfase I, anáfase I e telófase I.

A **prófase I** é mais longa do que a prófase da mitose e se divide nas fases de leptóteno, zigóteno, paquíteno, diplóteno e diacinese.

Na fase de leptóteno, os cromossomos se condensam e se tornam visíveis. No zigóteno, os cromossomos homólogos (paternos e maternos) se alinham e pareiam uns com os outros (sinapse). Esse alinhamento é também denominado *tétrade* ou *bivalente*, pelo fato de que os pares de cromossomos de origem paterna e materna se apresentam duplicados.

No paquíteno, o evento mais importante é o *crossing-over*, um importante processo por meio do qual as cromátides homólogas trocam pedaços equivalentes, resultando em uma combinação de genes dos pais.

Na fase de diplóteno, os homólogos pareados iniciam sua separação, porém permanecem unidos em algumas regiões em que ocorreu permuta. Tais locais são denominados *quiasmas*, e na diacinese os cromossomos, ainda pareados, começam a se deslocar para o equador do fuso.

Na metáfase I, as tétrades se distribuem no plano equatorial da célula, e durante a anáfase I, os cromossomos homólogos se separam, migrando para os polos opostos da célula.

O término da meiose I ocorre com a telófase I, com a reestruturação do envoltório nuclear ao redor de cada grupo de cromossomo homólogo. Em seguida, ocorre a citocinese, formando duas células haploides (n) que passam por um breve período de intérfase, em que ocorre a duplicação dos centríolos, dando início à próxima fase.

Na **meiose II**, também conhecida como *equacional*, cada uma das duas células haploides resultantes da primeira divisão (meiose I) dá origem a quatro células que contêm o mesmo número de cromossomos. Essa fase é dividida em prófase II, metáfase II, anáfase II e telófase II.

Na prófase II, os centríolos se dividem, migram para polos opostos da célula e formam um novo fuso mitótico. As proteínas do fuso se ligam às cromátides-irmãs de cada cromossomo através do cinetócoro.

Na metáfase II, os cromossomos se dispõem no plano equatorial de cada célula, através das proteínas do fuso. Na anáfase II, as cromátides-irmãs migram para os lados opostos de cada célula.

A meiose II termina com a telófase II, que é marcada pela reconstrução do envelope nuclear ao redor de cada grupo de cromossomos que se encontra nos lados opostos da célula.

Em seguida, ocorre a citocinese, com a formação de quatro células-filhas haploides.

A Figura 4.11, a seguir, traz uma representação esquemática das duas etapas recém-descritas.

Figura 4.11 Representação esquemática da meiose: meiose I e meiose II

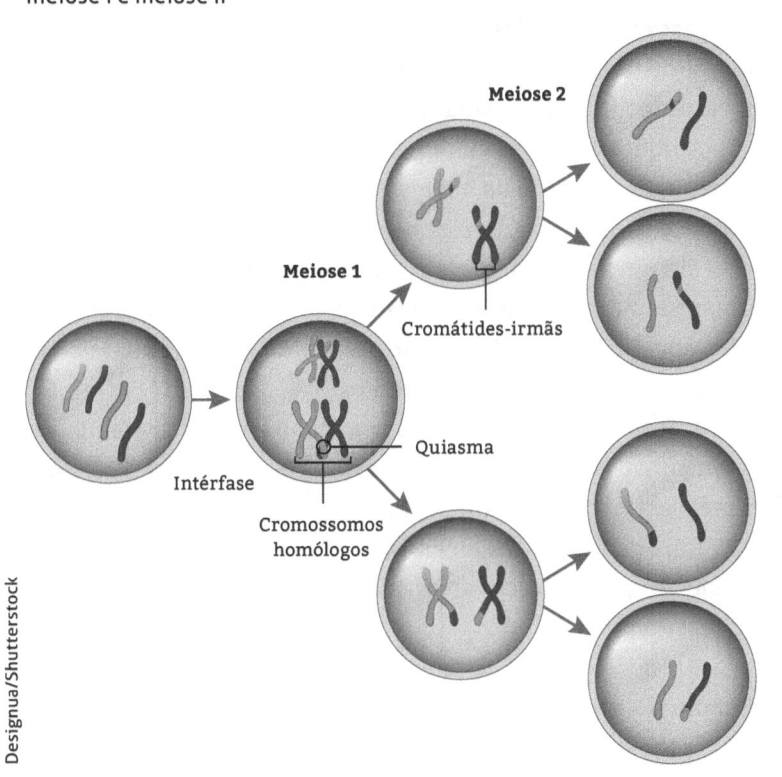

4.3 Especialização ou diferenciação celular

A formação de um organismo multicelular constituído por células eucariontes tem início durante o processo de fecundação, que se refere ao encontro de duas células haploides resultando na formação de uma célula diploide denominada célula-ovo ou zigoto.

Durante o desenvolvimento embrionário desse organismo, algumas horas após a fecundação, a célula-ovo ou zigoto inicia o processo de clivagem, o qual ocorre através de sucessivas mitoses, formando um grupo de células diploides simples e indiferenciadas que não apresentam forma e nem função específicas.

Ainda no processo embrionário, essas células indiferenciadas passam a assumir formas e funções diferenciadas para a formação de tecidos e órgãos do embrião. Esse processo acontece por meio de modificações estruturais, funcionais, químicas e físicas.

Ao longo da diferenciação celular, ocorre a ativação de alguns genes e a inativação de outros, sendo estes os mecanismos de controle dos tipos transcricionais ou pós-trasncricionais.

Em um mesmo organismo, as células se tornam diferentes umas das outras porque sintetizam moléculas de *RNA* e proteínas diferentes, acumulando-as. Isso possibilita que as células adquiram estruturas e funções diferentes.

A ação conjunta de fatores intracelulares e extracelulares, determinados pela comunicação entre células e entre a célula e o meio extracelular, regula os processos que envolvem os genes.

Em organismos multicelulares, a diferenciação celular tem início durante o desenvolvimento embrionário e continua na sua fase adulta.

Um dos exemplos de diferenciação celular ocorre no **tecido hematopoiético** presente no interior dos ossos. As células desse tecido são originárias de uma célula embrionária denominada célula mesenquimal indiferenciada, que dá origem a dois tipos de células: as células-tronco mieloides e as células-tronco linfoides. No processo de diferenciação celular, as células-tronco mieloides dão origem aos eritrócitos ou hemácias, às plaquetas, aos neutrófilos, aos eosinófilos, aos monócitos e aos basófilos. Já as células-tronco linfoides dão origem aos linfócitos B e aos linfócitos T.

As células mesenquimais indiferenciadas são também encontradas no cordão umbilical. Elas apresentam algumas características benéficas para um indivíduo que necessita de um transplante de células, pois sua coleta não é invasiva. Além disso, são totalmente compatíveis com as células do paciente que irá recebê-las e permitem um tratamento imediato.

Síntese

Neste capítulo, estudamos que o núcleo é uma parte muito importante nas células eucariontes, pois é nessa região que se encontra o material genético e é através dele que ocorre o controle do metabolismo celular. Discutimos, também, que o material genético está armazenado na forma de *DNA* e é organizado por proteínas. Essa organização no período de intérfase é denominada cromatina. No núcleo em divisão, através da mitose ou meiose, a cromatina passa a se chamar cromossomo. Abordamos, ainda, que a mitose é importante para o crescimento do organismo e para a renovação celular, e que a meiose garante, através da formação dos gametas, a conservação dos organismos multicelulares. Por fim, explicamos que a diferenciação celular é um importante processo para que células indiferenciadas possam se modificar e originar novas células.

Indicações culturais

UMA PROVA de amor. Direção: Nick Cassavetes. EUA: PlayArte Pictures, 2009. 107 min.

> Como indicação cultural deste capítulo, recomendamos o filme *Uma prova de amor*. A obra relata a história de um casal que tem uma filha com leucemia e, para tratar a doença dela, decide ter uma segunda filha, com o intuito de utilizar as células-tronco do sangue do cordão umbilical dela para tratar a doença.

Atividades de autoavaliação

1. Enumere os itens de acordo com as etapas da mitose e as ações a elas correlacionadas:

    I. Prófase
    II. Prometáfase
    III. Metáfase
    IV. Anáfase
    V. Telófase

    ( ) O envelope nuclear se refaz.
    ( ) As cromátides irmãs se separam.
    ( ) O fuso mitótico congrega os cromossomos para o centro da célula.
    ( ) Os cromossomos replicados se condensam.
    ( ) O envelope nuclear se rompe.

    A seguir, assinale a alternativa que contém a sequência correta:

    a) I, V, III, II, IV.
    b) IV, V, III, II, I.
    c) V, IV, III, I, II.
    d) III, II, I, IV, V.
    e) II, III, V, IV, I.

2. Qual é a fase em que o núcleo celular não se divide e que se constitui como um período bastante trabalhoso?

    a) Fase M.
    b) Meiose.
    c) Intérfase.
    d) Mitose.
    e) Fase G.

3. As proteínas que se associam ao *DNA* para formar a cromatina são as:
   a) histonas e não histônicas.
   b) histonas e púricas.
   c) púricas e pirimídicas.
   d) não histônicas e pirimídicas.
   e) pirimídicas e histonas.

4. No que diz respeito ao ciclo celular, marque V para as afirmativas verdadeiras e F para as falsas:
   ( ) Cromatina e cromossomo não são as mesmas estruturas.
   ( ) A heterocromatina consiste em uma região do cromossomo que permite ser copiada.
   ( ) A meiose é importante para a formação dos gametas.
   ( ) A divisão celular em seres procariontes é mais elaborada do que nas células eucariontes.
   ( ) Em seres unicelulares, uma divisão é suficiente para formar um novo indivíduo completo.

   A seguir, assinale a alternativa que apresenta a sequência correta:
   a) V, F, V, V, V.
   b) F, F, V, F, V.
   c) F, F, V, V, F.
   d) V, V, F, F, V.
   e) F, V, F, V, V.

5. A maioria das células aumentam sua massa em cada ciclo celular, para possibilitar que as duas células-filhas:
   a) tenham o mesmo tamanho da célula-mãe.
   b) garantam a vida celular.
   c) evitem a morte celular.
   d) sejam diferentes da célula-mãe.
   e) permitam o dano celular.

■ *Atividades de aprendizagem*

Questões para reflexão

1. Ao realizar um experimento com uma célula, um pesquisador dividiu seu citoplasma em duas partes. Uma parte continha o núcleo da célula, e a outra, apenas um pouco do citoplasma. Ao observar as duas partes divididas, ele notou que a que continha o núcleo se manteve viva, mas a outra acabou morrendo. Explique a importância do núcleo para uma célula eucarionte.

2. As células epiteliais geralmente sofrem um *turnover* (renovação) regular, em razão de sua função e de sua localização. As células da epiderme, que se destacam da superfície, formam-se a partir de células das camadas basais aproximadamente em 28 dias. Cite qual é o tipo de processo que permite a renovação das células da epiderme da pele.

Atividade aplicada: prática

1. A respeito do câncer de pele, Junqueira e Carneiro (2013, p. 357) citam:

   > nos adultos, um terço dos tumores se origina na pele, e muitos deles são derivados de células da camada basal da epiderme (carcinoma de células basais) ou de células da camada espinhosa (carcinomas espinocelulares). Ambos, principalmente os carcinomas de células basais, quando detectados muito cedo podem ser removidos com sucesso. Os tumores da pele são mais frequentes nas pessoas de pele muito clara e que se expõem a muita radiação solar.

   No *site* do Instituto Nacional de Câncer (Inca)[1], há importantes informações a respeito da incidência de câncer de pele no Brasil. Acesse a página, pesquise as informações mais

---

[1] A página do Inca pode ser acessada pelo seguinte *link*: <https://www.inca.gov.br>. Acesso em: 14 maio. 2019.

relevantes a respeito do assunto (estatística, risco, prevenção, tipos e subtipos, sinais e sintomas, diagnóstico e prevenção) e elabore um fichamento contendo tais dados.

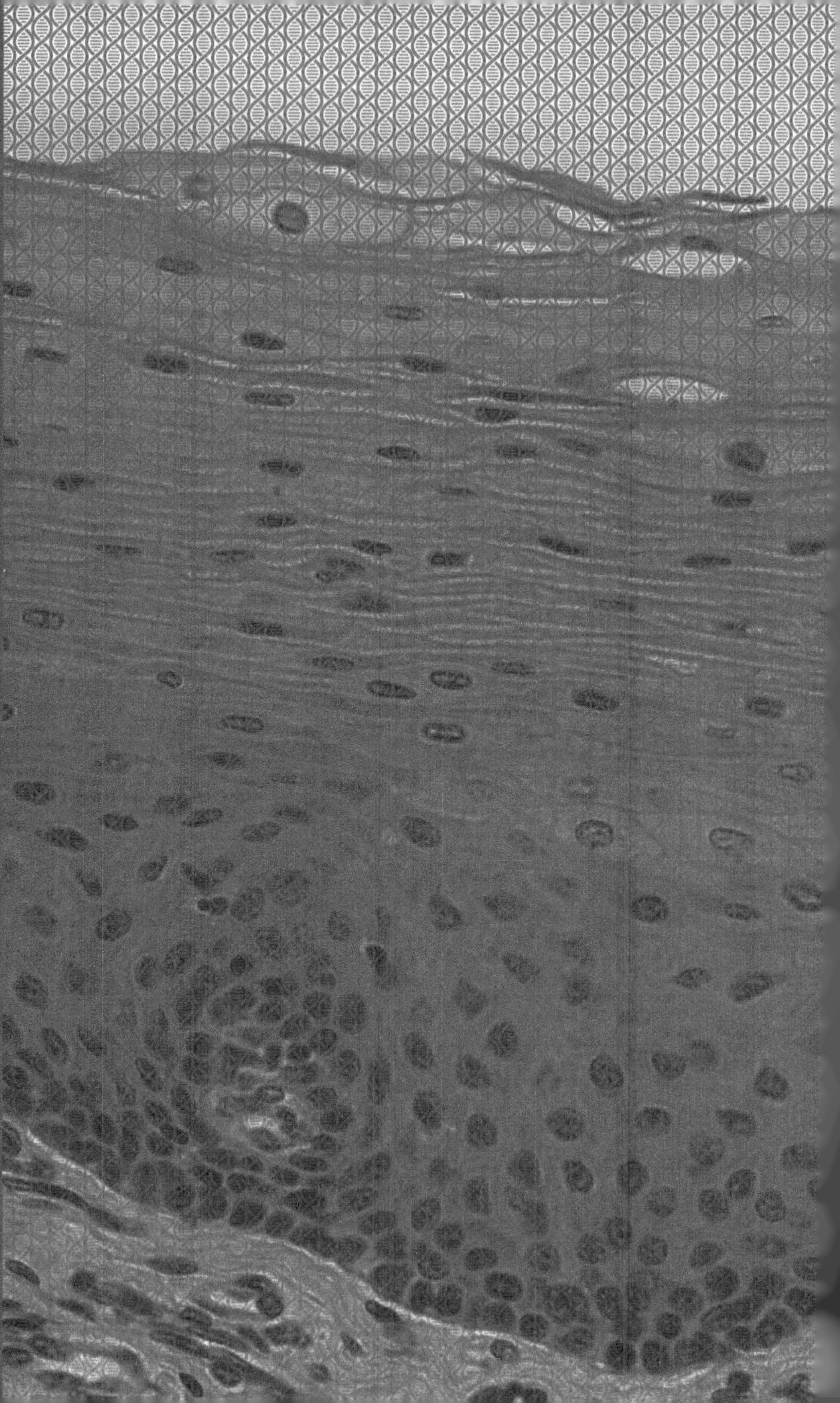

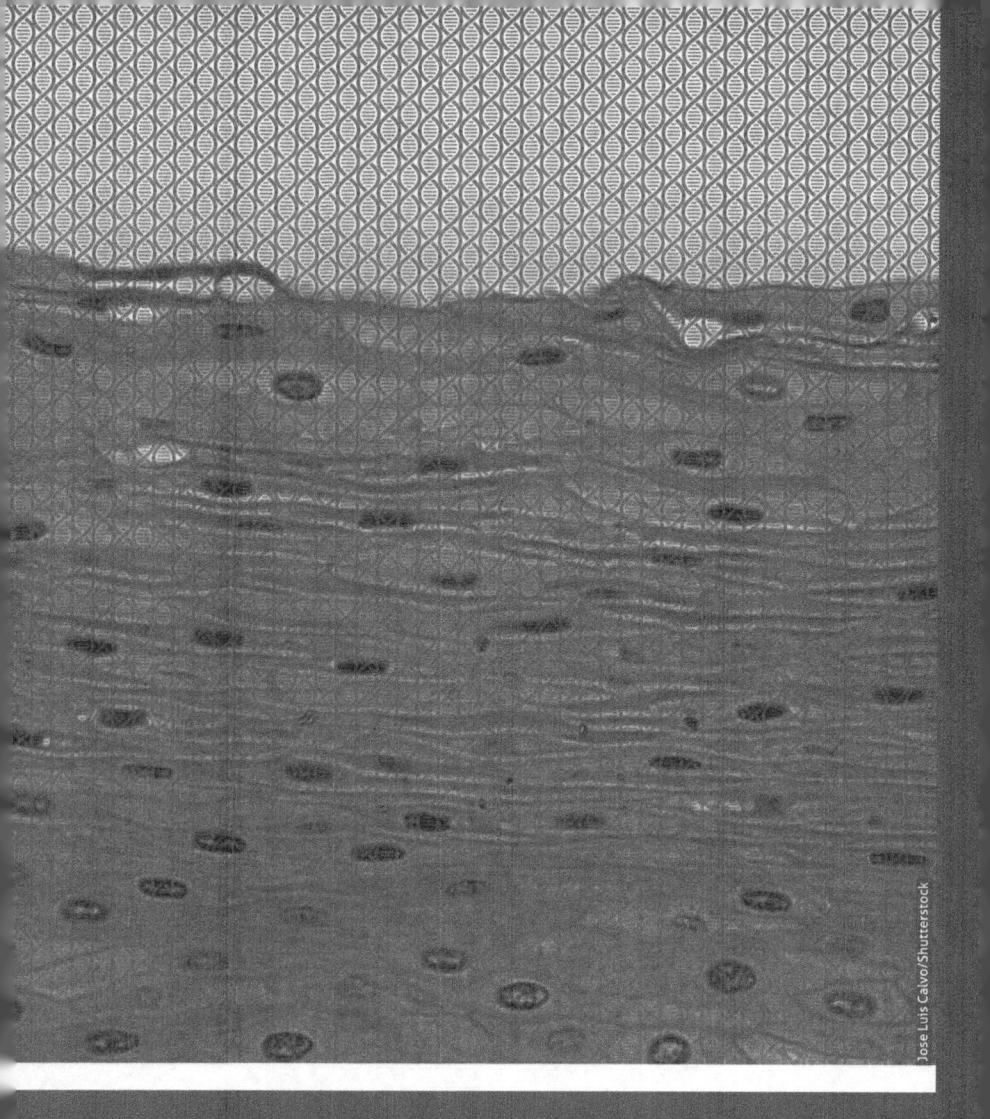

Capítulo 5

Tecido epitelial e tecido conjuntivo

Os **capítulos** 5 e 6 se referem à histologia, a ciência que estuda as células e o material extracelular que constituem os tecidos corporais, agrupamentos cooperativos de células. O estudo da histologia se iniciou com o desenvolvimento de microscópios e de técnicas para a preparação de cortes finos de materiais para facilitar a visualização dos tecidos. Assim, a histologia moderna se tornou uma ciência precisa devido à revolução das técnicas desenvolvidas.

Neste capítulo, portanto, apresentaremos os tecidos epitelial e conjuntivo, e no Capítulo 6, os tecidos musculares e o tecido nervoso. Os tecidos epiteliais revestem as superfícies do corpo e são responsáveis por elaborar as secreções. São constituídos por células justapostas, de modo que entre elas quase não existe matriz extracelular. Há duas variedades de tecido epitelial: os epitélios de revestimento e os epitélios glandulares.

Por sua vez, o tecido conjuntivo é um tecido amplamente espalhado pelo organismo e que apresenta diversificação funcional, uma abundante matriz extracelular ou intercelular, além de variedade celular e da presença de vasos sanguíneos. O material intercelular do conjuntivo é constituído por um conjunto de fibras e pela substância fundamental amorfa, e as células encontradas no tecido conjuntivo desempenham diferentes e importantes funções. O tecido conjuntivo se classifica em propriamente dito e com propriedades especiais.

5.1 Tecido epitelial de revestimento

O tecido epitelial se origina a partir dos três folhetos embrionários: ectoderme, mesoderme e endoderme. Da ectoderme surge o epitélio, que forma a epiderme da pele e algumas cavidades naturais, como a boca, as fossas nasais e o ânus. A endoderme origina os epitélios do tubo digestivo, da árvore respiratória, do pâncreas e do fígado. Por sua vez, a mesoderme é responsável pelos epitélios presentes nos aparelhos reprodutores masculino e feminino e pelos epitélios restantes.

Esse tecido difere do tecido conjuntivo por apresentar células em justaposição, isto é, unidas através de junções celulares. Algumas dessas células apresentam forma poliédrica, podendo trocar materiais entre até seis células vizinhas através de junções do tipo *gap* ou comunicante. Como as células epiteliais se encontram bem unidas, a matriz extracelular ou intercelular é inexistente ou escassa. Trata-se de um tecido inervado e avascularizado (sem vasos sanguíneos).

Como não possui vasos sanguíneos, os nutrientes e o oxigênio saem dos vasos sanguíneos (arteríolas e capilares) por permeabilidade, difundem-se pela matriz extracelular do tecido conjuntivo, atravessam a membrana basal e chegam às células epiteliais.

Os epitélios exercem importantes funções, tais como:

- **revestimento** do corpo por fora, através da epiderme da pele, e por dentro, nas cavidades ocas naturais e nos vasos sanguíneos e linfáticos;
- **absorção** de nutrientes, por meio do epitélio do intestino delgado, e de água, através do epitélio do intestino grosso;
- **captação de estímulos**, como dor, calor, frio, tato e pressão, pelos neuroepitélios;
- **secreção**, através dos epitélios glandulares;
- **contração**, função exercida por células mioepiteliais presentes nas glândulas e que auxiliam na liberação das secreções.

5.1.1 Classificação dos epitélios de revestimento e tipos de células epiteliais

Há três formas de células epiteliais: pavimentosas, cúbicas e cilíndricas. Geralmente, a forma do núcleo acompanha a forma das células: as pavimentosas apresentam núcleo mais largo que alto, as cúbicas têm núcleo esférico e as cilíndricas contam com um núcleo mais alto que largo.

Como através de um microscópio óptico não se observam limites nítidos entre as células epiteliais, a forma do núcleo garante uma ideia geral da forma da célula e também indica o número de camadas celulares do tecido.

Os epitélios são classificados de acordo com o número de camadas de células que apresentam. Podem ser simples (pavimentoso, cúbico e prismático), estratificado, pseudoestratificado e de transição.

O epitélio simples é constituído por uma só camada de células; o estratificado, por sua vez, é composto por mais de uma camada de células; o pseudoestratificado apresenta apenas uma camada de células cilíndricas com diferentes alturas; e o de transição é um epitélio estratificado cujas camadas de células que se encontram em contato com a luz do órgão modificam sua forma, dependendo da anatomia e fisiologia desempenhadas por ele.

Na Figura 5.1, observe os diferentes tipos de tecido epitelial.

Figura 5.1 Tipos de tecido epitelial

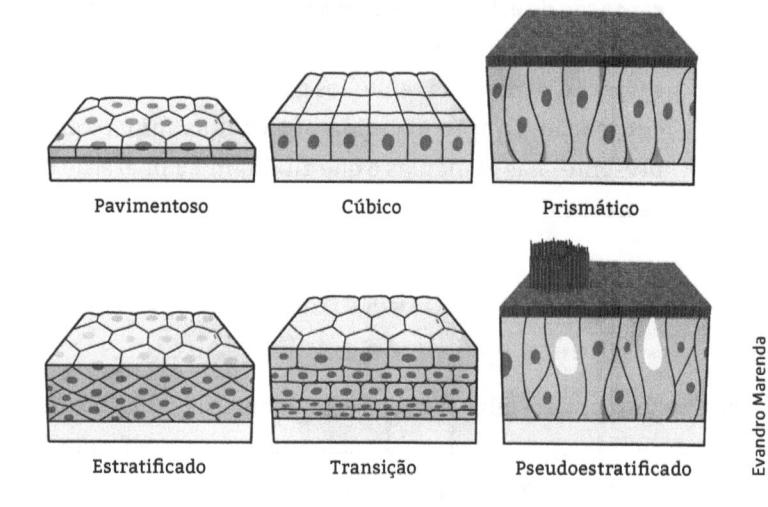

Pavimentoso   Cúbico   Prismático

Estratificado   Transição   Pseudoestratificado

Evandro Marenda

5.1.2 Glicocálice

Em contato com a luz de alguns órgãos, as células epiteliais apresentam o glicocálice (descrito no Capítulo 3), que desempenha importantes funções: regular processos de pinocitose, garantir a adesão entre as células e protegê-las contra danos físicos e químicos.

5.1.3 Lâmina basal e membrana basal

Além do glicocálice, existe nas células epiteliais uma estrutura acelular denominada *lâmina basal* (Figura 5.2), composta apenas por macromoléculas. Possui espessura aproximada de 20 a 100 nm e é composta por glicoproteínas (laminina, entactina e colágeno tipo IV) e proteoglicano (contendo sulfato de heparina – *perlecan*). Sua função é separar e, ao mesmo tempo, prender o epitélio ao tecido adjacente, além de selecionar o que entra e/ou sai da célula, funcionando como um filtro.

Figura 5.2 Organização da lâmina basal

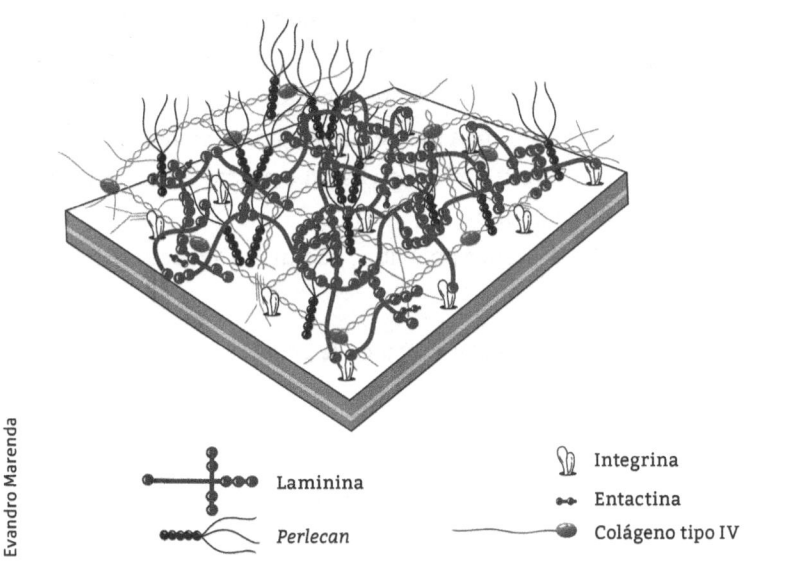

Laminina
Perlecan
Integrina
Entactina
Colágeno tipo IV

Em alguns locais cujo tecido adjacente ao tecido epitelial é um tecido conjuntivo, a membrana basal é formada pela associação da lâmina basal com fibras reticulares; complexos de proteínas e glicoproteínas, exercendo funções semelhantes ao da lâmina basal.

Observe, na Figura 5.3, que abaixo das células epiteliais encontra-se a lâmina basal e, em seguida, as fibras reticulares, formando a membrana basal.

Figura 5.3 Membrana basal

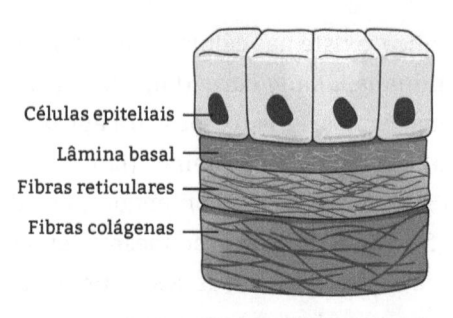

- Células epiteliais
- Lâmina basal
- Fibras reticulares
- Fibras colágenas

Evandro Marenda

Através da localização da lâmina basal, são descritas as regiões ou polos nas células epiteliais, por polaridade celular. A descrição da polaridade celular é importante para a análise morfológica de uma célula epitelial: a região ou polo próximo à lâmina basal é denominado de polo basal; a região ou polo próximo ao ápice celular ou à luz de um órgão é denominado polo apical; e a região entre os polos basal e apical é denominada polo central ou mediano.

A Figura 5.4 mostra a polaridade celular e as regiões de polo basal e polo apical.

Figura 5.4 Polaridade celular e regiões de polo basal e polo apical

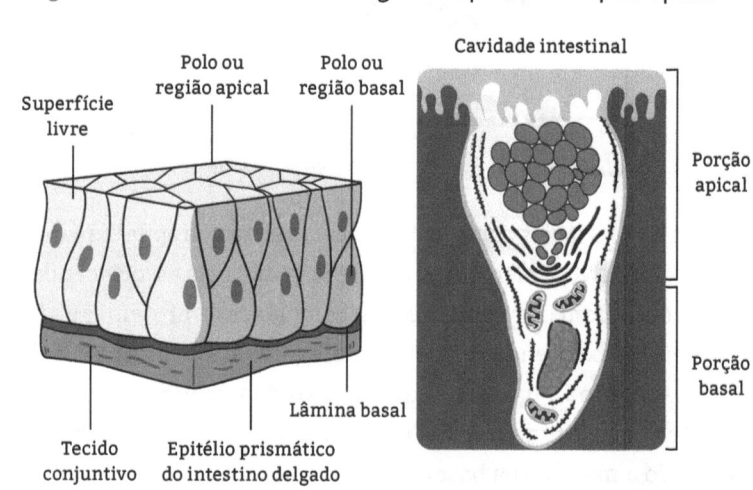

- Superfície livre
- Polo ou região apical
- Polo ou região basal
- Tecido conjuntivo
- Epitélio prismático do intestino delgado
- Lâmina basal
- Cavidade intestinal
- Porção apical
- Porção basal

Evandro Marenda

5.1.4 Junções celulares e especializações de membrana

Algumas células epiteliais podem apresentar especializações de membrana, tais como os **cílios**, que promovem movimentos entre os líquidos, como no caso do epitélio respiratório, e as **microvilosidades** no trato intestinal ou **estereocílios** nos epidídimos, responsáveis por aumentar as superfícies celulares e de absorção. No trato intestinal, ainda podem ser encontradas reentrâncias e saliências que aumentam as superfícies celulares e de absorção, movimentam partículas e ampliam a área de adesão célula à célula, denominadas **interdigitações**

A Figura A, que pode ser verificada na seção "Anexos" desta obra, mostra uma micrografia de cílios em células do epitélio pseudoestratificado da traqueia, corado com hematoxilina e eosina. Uma micrografia de microvilos em epitélio simples do túbulo proximal do rim, corado com hematoxilina e eosina, pode ser visualizada na Figura B, disponível também na referida seção.

5.1.5 Renovação das células epiteliais

A renovação das células epiteliais ocorre através mitose. Dependendo da localização e do tipo de epitélio, a renovação das células pode ocorrer em poucos dias, como no caso do epitélio intestinal – que é renovado a cada semana – ou ser mais demorada, como no caso do fígado, cujas células epiteliais modificadas, denominadas hepatócitos, podem levar até 150 dias para se renovar.

5.2 Tecido epitelial glandular

O tecido epitelial glandular é um tecido formado por células especializadas em produzir e liberar secreções e se origina de um epitélio de revestimento, pela proliferação de suas células, com invasão do tecido subjacente e posterior diferenciação, como mostra a Figura 5.5.

Figura 5.5 Origem das glândulas exócrinas e endócrinas

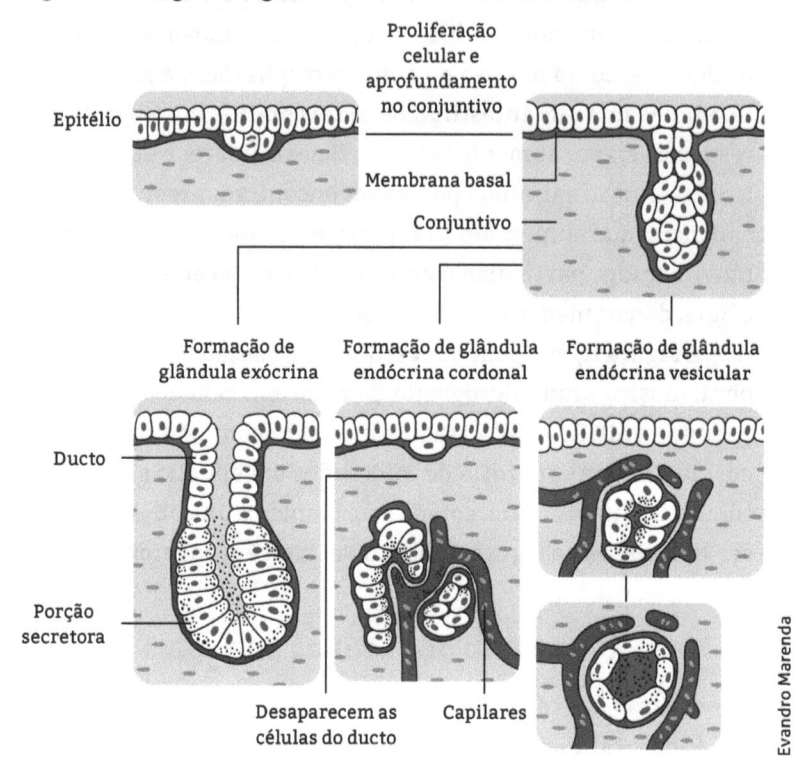

As glândulas pertencem a três grupos baseados no método de distribuição de seus produtos de secreção e são classificadas em exócrinas, endócrinas e mistas.

5.2.1 Glândulas exócrinas

As glândulas exócrinas liberam seus produtos para uma superfície através de ductos e apresentam duas regiões: o ducto secretor, responsável por transportar o produto de secreção para o exterior da glândula; e a porção secretora ou adenômero, onde se localizam as células responsáveis pela síntese do produto de secreção.

Essas glândulas são classificadas de acordo com o número de células que as compõem, bem como conforme sua natureza, a morfologia do ducto secretor e da porção secretora e a natureza e forma da secreção.

Quanto ao número de células, podem ser do tipo unicelular, formada por uma única célula secretora, ou pluricelular, quando possui porção secretora e ducto excretor.

As glândulas simples apresentam ducto simples não ramificado, e as glândulas compostas, ductos ramificados. Quanto à forma da porção secretora nas glândulas simples, esta pode ser tubular (forma de um tubo alongado), tubular enovelada ou tubular ramificada e acinosa, com forma arredonda ou esférica. Nas glândulas compostas, pode ser tubular, acinosa ou túbulo-acinosa (apresentando as duas formas) (Junqueira; Carneiro, 2013).

Figura 5.6 Diferentes morfologias das glândulas exócrinas

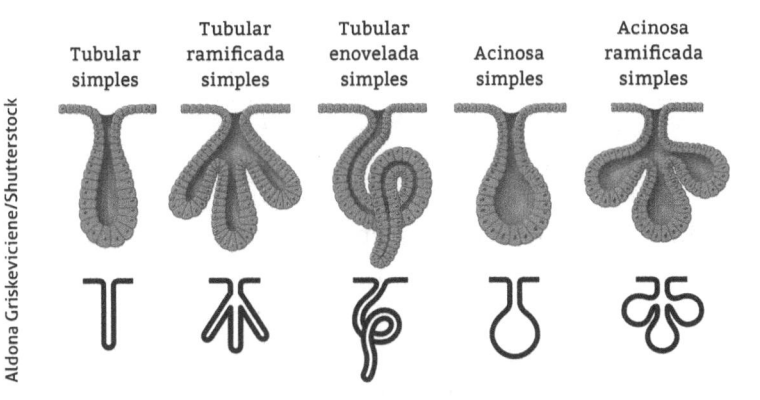

Tubular simples | Tubular ramificada simples | Tubular enovelada simples | Acinosa simples | Acinosa ramificada simples

Aldona Griskeviciene/Shutterstock

Quanto à natureza da secreção, as glândulas exócrinas podem ser do tipo **mucosas** (secretam glicoproteínas), **serosas** (secretam um líquido aquoso, rico em enzimas) ou **mistas** (possuem tanto as porções secretoras que produzem secreção mucosa quanto as que produzem secreção serosa).

Já em relação à forma de secreção, essas glândulas podem ser **holócrinas**, cuja célula toda se destaca da glândula, levando consigo o produto de secreção; **merócrinas**, em que somente o produto de secreção é eliminado, por exocitose; **apócrinas**, quando o produto de secreção é eliminado com parte do citoplasma apical.

Observe uma representação esquemática da forma de secreção das glândulas exócrinas na Figura 5.7.

Figura 5.7 Representação esquemática da forma de secreção das glândulas exócrinas

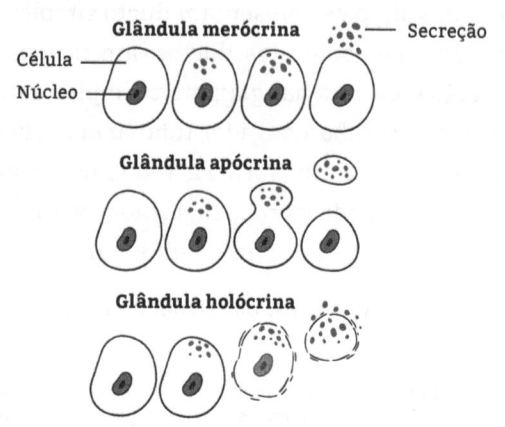

5.2.2 Glândulas endócrinas

As glândulas endócrinas são responsáveis pela **produção de hormônios**. Porém, diferente das glândulas exócrinas, elas não têm um ducto secretor. As secreções produzidas pelas células da porção secretora são liberadas em capilares sanguíneos que se encontram próximos a essa região.

Quanto à morfologia das glândulas endócrinas, elas são classificadas em: **vesiculares**, formadas por um epitélio simples que se une para formar uma vesícula com um espaço onde ficam as secreções; e **cordonais**, cujas células formam cordões que se unem entre si, sendo separados por capilares sanguíneos que recebem as secreções produzidas por essas glândulas.

Como exemplos de glândulas endócrinas do tipo vesicular, podemos citar a tireoide. E com relação ao tipo cordonal, a suprarrenal, o lobo anterior da hipófise e a paratireoide.

5.2.3 Glândulas mistas

As glândulas mistas possuem unidades secretoras endócrinas e exócrinas. O pâncreas é um exemplo de glândula mista. A porção exócrina do pâncreas é responsável pela produção do suco pancreático, rico em enzimas, e a porção endócrina produz os hormônios insulina e glucagon, que atuam no controle da glicose.

5.3 Tecido conjuntivo

O tecido conjuntivo deriva da mesoderme. Durante o desenvolvimento embrionário, esta se diferencia em um tecido embrionário denominado mesênquima ou tecido mesenquimal, o qual dá origem a todos os tecidos conjuntivos. As células mesodérmicas se diferenciam em células mesenquimais indiferenciadas e passam a produzir macromoléculas formadoras da matriz extracelular embrionária, provocando a criação do mesênquima.

O tecido conjuntivo difere dos tecidos epitelial, muscular e nervoso por apresentar muita matriz extracelular ou intercelular, variedade celular e diversificação funcional, além de ser amplamente distribuído pelo organismo e possuir vasos sanguíneos e linfáticos.

5.3.1 Células do tecido conjuntivo

As células presentes no conjuntivo são as seguintes: fibroblasto, macrófago, plasmócito, pericito, adipócito, mastócito, além das células transitórias eosinófilo, neutrófilo e linfócitos T e B. Nos itens a seguir, abordaremos cada uma delas.

5.3.1.1 Fibroblasto

O fibroblasto deriva da célula mesenquimal indiferenciada. É responsável pela síntese das macromoléculas pertencentes à matriz extracelular e pela produção de fatores de crescimento, importantes para a proliferação e diferenciação celular.

Trata-se de uma célula alongada, com citoplasma abundante e prolongamentos citoplasmáticos irregulares, rica em retículo endoplasmático rugoso e aparelho de Golgi. Possui núcleo grande e elíptico, mais de um nucléolo e grande quantidade de eucromatina. No citoplasma, a actina e a alfa-actina estão localizadas na periferia da célula, e a miosina está distribuída pelo citoplasma. Encontra-se no tecido em íntima associação com feixes de fibras colágenas, onde se situam ao longo do eixo maior da fibra.

Quando o fibroblasto (Figura 5.8) se encontra metabolicamente quiescente, é conhecido como fibrócito, e nas áreas de reparação de feridas e danos teciduais ele se torna um miofibroblasto, uma célula modificada que apresenta tanto características semelhantes às de fibroblastos quanto de células musculares lisas, contendo uma quantidade maior de filamentos de actina e miosina e corpos densos.

Figura 5.8 Fibroblasto

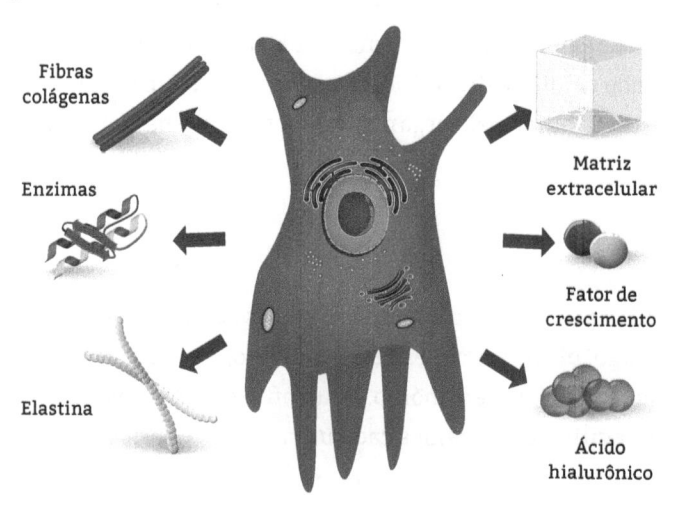

5.3.1.2 Macrófago

O macrófago deriva do monócito, uma célula presente na corrente sanguínea. É uma célula muito ativa e que possui a capacidade de fagocitar restos celulares e teciduais, atuando na proteção do organismo contra invasores.

Sua superfície celular é irregular, com projeções variando de pequenas e grossas a filopódios em forma de dedo. Possui um núcleo em forma de rim e excêntrico (fora do centro). No citoplasma, são encontrados muitos lisossomos, importantes para o desempenho da célula.

A Figura 5.9 mostra um macrófago em atividade. O número 1 indica uma partícula fagocitada; no número 2, a vesícula é encaminhada para o citoplasma; em 3, a vesícula contendo o material fagocitado se une a um lisossomo; e o número 4 mostra o material digerido pelas enzimas lisossomais.

Figura 5.9 Macrófago em atividade

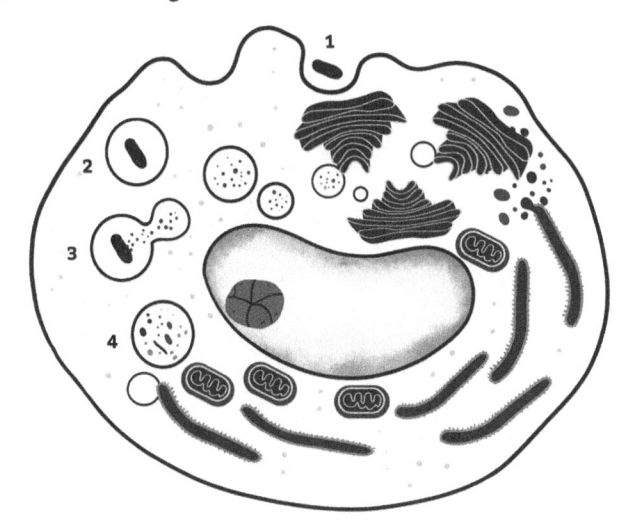

5.3.1.3 Plasmócito

O plasmócito se origina de um linfócito B ativado. Participa ativamente na imunidade humoral, sintetizando e secretando proteínas específicas: os anticorpos ou imunoglobulinas (IgA, IgD, IgD, IgE e IgM).

Trata-se de uma célula ovoide, rica em retículo endoplasmático rugoso, com núcleo esférico e cromatina grumada remetendo ao formato dos raios que compõem a roda de uma carroça, em posição excêntrica. Próximo ao núcleo, existe uma região mais clara onde estão os centríolos e um aparelho de Golgi bem desenvolvido.

Essa célula se encontra no tecido em pequena quantidade, exceto em locais sujeitos à penetração bacteriana e a proteínas estranhas e em áreas de inflamação crônica.

Na Figura 5.10, observe um plasmócito mostrando um anticorpo sendo liberado e a presença do núcleo, da mitocôndria e do aparelho de Golgi.

Figura 5.10 Plasmócito

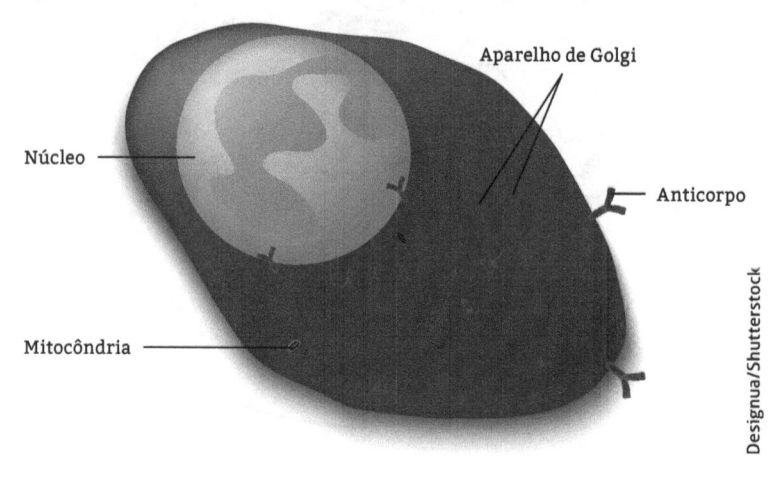

5.3.1.4 Pericito

O pericito apresenta como célula precursora a célula mesenquimal indiferenciada. Situa-se ao redor de capilares e pequenas vênulas. Possui características semelhantes às das células musculares lisas e das células endoteliais. Essa célula tem a capacidade de dar origem a fibroblastos e adipócitos.

Figura 5.11 Pericito

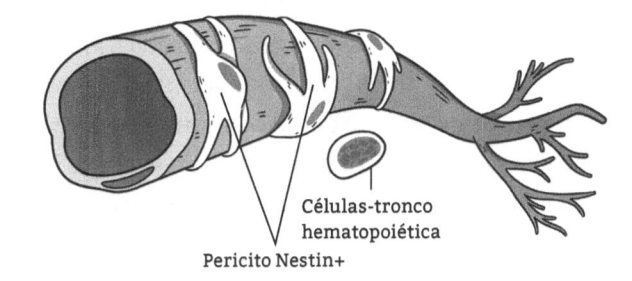

5.3.1.5 Adipócito

Também derivado da célula mesenquimal indiferenciada, o adipócito é uma célula grande e arredondada, especializada no armazenamento de energia sobre a forma de triglicerídeos (gorduras neutras).

Figura 5.12 Adipócito contendo uma única gotícula de gordura

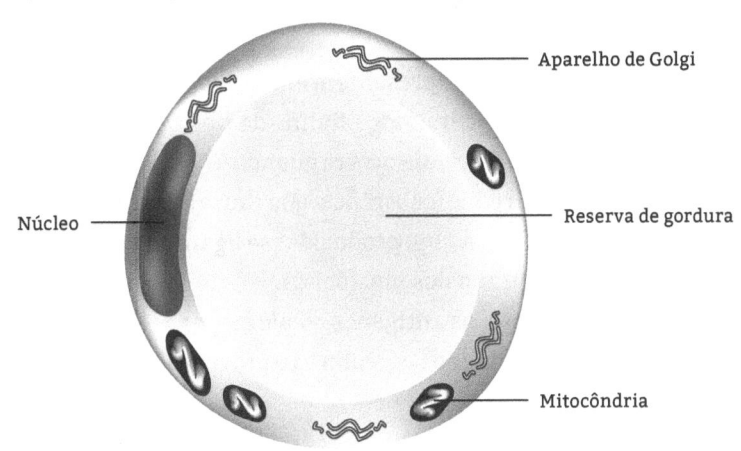

5.3.1.6 Mastócito

O mastócito se origina de uma célula hematopoiética, presente na medula óssea. Sua principal função é sintetizar e armazenar potentes mediadores, participando, assim, dos processos inflamatórios, alérgicos e da anafilaxia (choque anafilático). É encontrado no tecido conjuntivo frouxo, logo abaixo do epitélio de revestimento, bem como no trato respiratório e no trato digestório (próximo aos vasos sanguíneos).

O mastócito é uma célula grande e arredondada, sem nenhum prolongamento. No seu citoplasma, são encontradas substâncias ativas em forma de grânulos e que são liberadas quando a célula é sensibilizada por algum estímulo, como, por exemplo, a exposição de um antígeno com que a célula já tenha entrado em contato.

As substâncias ativas encontradas no mastócito são: a heparina, um anticoagulante; a histamina, um vasodilatador que aumenta a permeabilidade vascular, provoca a contração da musculatura brônquica-alveolar e aumenta a produção de muco; fatores que atraem os eosinófilos e os neutrófilos, duas células sanguíneas importantes para o processo inflamatório; a substância da reação lenta da anafilaxia (SRL-A), cuja função é aumentar a permeabilidade dos vasos sanguíneos. Durante o processo inflamatório, são produzidas outras substâncias que apresentam funções semelhantes às da histamina, como o leucotrieno e a prostaglandina.

Os mastócitos ainda apresentam em sua superfície de membrana receptores para a imunoglobulina do tipo E (IgE).

A sensibilização da célula ocorre quando um antígeno (corpo estranho) ou um alérgeno (substância que causa alergia) desencadeia a produção de IgE. As IgE produzidas se ligam aos receptores presentes na membrana dos mastócitos.

Em outro contato, os antígenos ou alérgenos se ligarão diretamente nas IgE ligadas aos receptores e provocarão a liberação das substâncias ativas recém-descritas, provocando uma reação inflamatória, no caso de um antígeno, ou uma reação alérgica, no caso de um alérgeno.

Observe, na Figura 5.13, um mastócito apresentando anticorpos ligados em sua membrana e antígenos conectados a eles. Essa reação faz com que haja a liberação de grânulos presentes no citoplasma dessa célula.

Figura 5.13 Mastócito

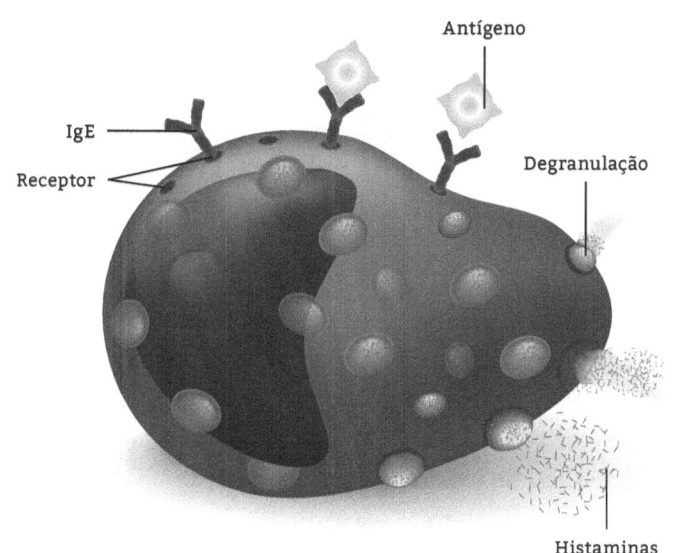

5.3.1.7 Células transitórias encontradas no tecido conjuntivo

No tecido conjuntivo, são encontradas as células sanguíneas como o linfócito T, o linfócito B, o eosinófilo e o neutrófilo, consideradas transitórias nesse tecido e que estão envolvidas principalmente nos processos inflamatórios.

A Figura 5.14 mostra alguns componentes do tecido conjuntivo frouxo: células e componentes da matriz extracelular.

Figura 5.14 Esquema do tecido conjuntivo frouxo

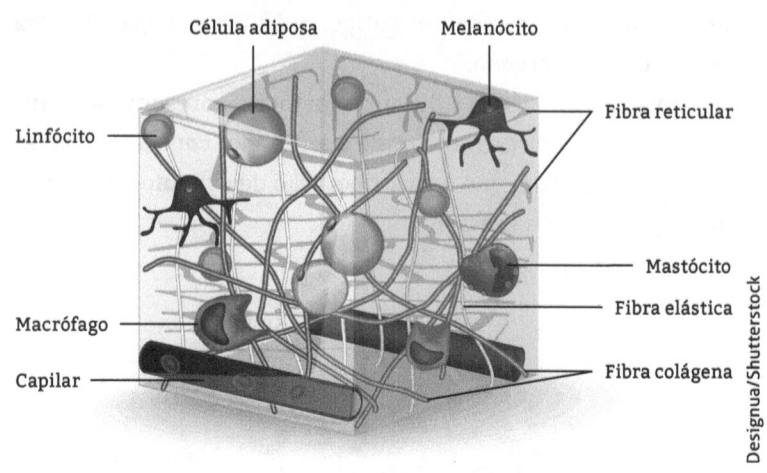

5.3.2 Matriz extracelular

A matriz extracelular é formada por um conjunto fibrilar composto por fibras colágenas, reticulares e elásticas, além de uma substância fundamental amorfa (SFA), onde são encontradas glicoproteínas adesivas, glicosaminoglicanos, proteoglicanos e o líquido tissular ou tecidual.

5.3.2.1 Fibras colágenas

As fibras colágenas são encontradas em grande quantidade no organismo, em tecidos como o ósseo, o cartilaginoso e o denso modelado, e são produzidas por diversos tipos de células, como os fibroblastos, os osteoblastos, os odontoblastos e os condrócitos. O tipo de colágeno mais encontrado no organismo é o colágeno do tipo I.

Essas fibras são inelásticas e nos tecidos são resistentes as forças de tração exercidas sobre elas.

A fibra colágena, como o nome sugere, são formadas pela proteína colágeno. Os principais aminoácidos encontrados no colágeno são: glicina (33,5%), lisina (12%) e prolina (10%). O colágeno contém dois aminoácidos que lhe são característicos: hidroxiprolina e hidroxilisina. Cada fibra colágena é constituída de subunidades finas de tropocolágeno que apresentam três cadeias polipeptídicas enroladas sobre si mesmas numa configuração helicoidal.

Ao microscópio eletrônico de transmissão (MET), as fibras apresentam faixas claras e escuras, subdivididas por estriações transversais.

A Figura 5.15, a seguir, ilustra a fibra, a fibrila e a microfibrila de colágeno.

Figura 5.15 Fibra, fibrila e microfibrila de colágeno

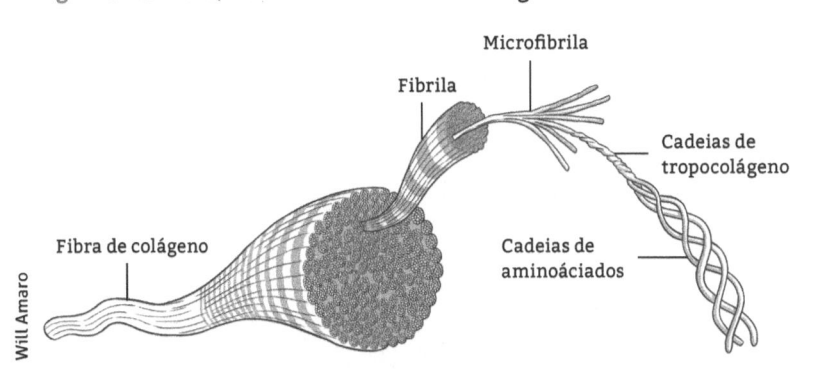

5.3.2.2 Fibras reticulares

As fibras reticulares são encontradas formando regiões de sustentação em órgãos como baço, linfonodo, fígado, rim e glândulas endócrinas. Elas também estão presentes na medula óssea vermelha, formando uma rede de sustentação que apoia as células da medula.

Tais fibras são formadas por colágeno do tipo III e são conhecidas como fibras argirófilas, por se combinarem fortemente com sais de prata presentes em uma metodologia de preparo histológico denominada impregnação argêntica.

5.3.2.3 Fibras elásticas

A fresco, as fibras elásticas possuem coloração amarelada. Elas são responsáveis pela elasticidade de artérias de grande calibre, como a aorta, e de tecidos, como a cartilagem elástica do pavilhão auditivo e o conjuntivo formador da derme da pele.

Essas fibras são mais delgadas, altamente elásticas, e podem estender até 150% do seu comprimento em repouso. Além disso, não apresentam estriações transversais.

São formadas pela proteína elastina, constituída pelos aminoácidos de glicina, prolina, desmosina e isodesmosina, além de microfibrilas de sustentação.

Observe na Figura 5.16 os diferentes tipos de fibras que acabamos de apresentar e que fazem parte do tecido conjuntivo.

Figura 5.16 Fibras do tecido conjuntivo

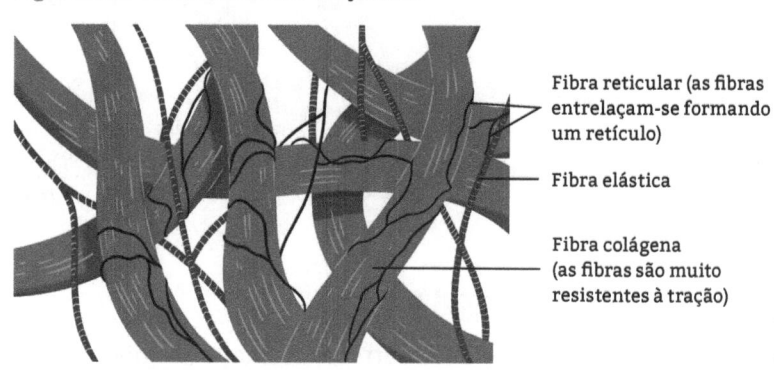

Fibra reticular (as fibras entrelaçam-se formando um retículo)

Fibra elástica

Fibra colágena (as fibras são muito resistentes à tração)

Evandro Marenda

5.3.2.4 Substância fundamental amorfa

A substância fundamental amorfa é composta por água, sais minerais, glicoproteínas, glicosaminoglicanos, proteoglicanos e polissacarídeos. Está presente na matriz extracelular do tecido conjuntivo e é encontrada entre as fibras colágenas, elásticas e reticulares.

As glicoproteínas adesivas e biologicamente importantes são a **fibronectina**, sintetizada pelos fibroblastos, e a **laminina**, que é sintetizada pelas células epiteliais.

A fibronectina apresenta sítios de aderência para células, colágeno e glicosaminoglicanos (GAGs). Essa aderência é importante para a migração das células e para a fixação delas em locais determinados. Sua função é ligar as células epiteliais (via **integrina**) às macromoléculas da matriz extracelular do tecido conjuntivo. A laminina é encontrada na lâmina basal.

Os glicosaminoglicanos são açúcares cujas macromoléculas lineares de alto peso molecular não são ramificadas e têm como base unidades dissacarídicas que se repetem ao longo da cadeia. Essas unidades são formadas por um ácido urônico, que pode ser do tipo idurônico ou glicurônico, e por uma hexosamina, a qual pode ser a N-acetilglicosamina ou a N-acetilgalactosamina. Além dessas unidades dissacarídicas, os glicosaminoglicanos ainda contêm grupamentos carboxila e grupamentos sulfato, conferindo cargas negativas à sua molécula, as quais atraem íons cátions que, por sua vez, atraem moléculas de água.

Os glicosaminoglicanos que apresentam grupamento sulfato são: **dermatan sulfato**, **queratan sulfato**, **condroitin sulfato** e **heparan sulfato**. O ácido hialurônico não apresenta o grupamento sulfato em sua molécula.

Os glicosaminoglicanos sulfatados se ligam a uma proteína para formar uma macromoléula denominada **proteoglicano**, a qual se assemelha a uma escova de limpeza, com uma parte central proteica (cerne proteico) e os glicosaminoglicanos representando os pelos da escova. Nos tecidos, o proteoglicano desempenha a mesma função dos glicosaminoglicanos, formando, porém, um gel maior de hidratação.

Observe a representação de uma molécula de um proteoglicano na Figura 5.17: em laranja, está a proteína, e em verde, os glicosaminoglicanos ligados a ela.

Figura 5.17 Molécula de um proteoglicano

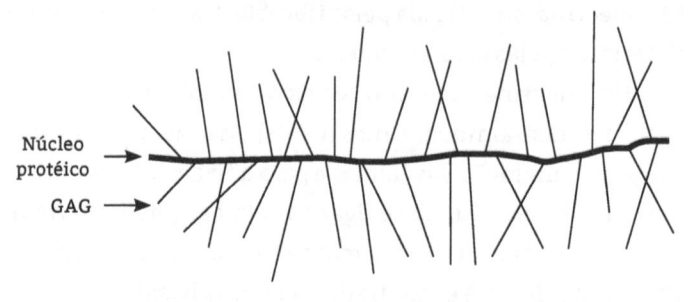

Núcleo protéico →
GAG →

O **líquido tissular** (intersticial) é uma parte do plasma sanguíneo. A parede dos capilares é impermeável às macromoléculas, porém, deixa passar água, íons e moléculas pequenas.

Há duas forças que atuam sobre a água contida nos capilares. Uma é a pressão hidrostática do sangue (pressão arterial), resultante principalmente da contração cardíaca e que tende a forçar a passagem de água para fora dos capilares. A outra força que tem sentido contrário é a pressão osmótica do plasma sanguíneo, que atrai água para dentro dos capilares. Como as macromoléculas proteicas como a albumina não passam para os espaços intercelulares do conjuntivo, a pressão osmótica (coloidosmótica) força a entrada da água novamente para os capilares.

Em resumo: nos capilares, passa água para o conjuntivo; na porção venosa, a água passa do conjuntivo para os capilares.

5.3.3 Classificação do tecido conjuntivo

A classificação do tecido conjuntivo está baseada na presença ou predominância dos seus componentes, tais como células e os relativos à matriz extracelular.

O tecido conjuntivo é classificado em **tecido conjuntivo propriamente dito**, formado por tecido conjuntivo frouxo, tecido conjuntivo denso modelado e tecido conjuntivo denso não modelado, e **tecido conjuntivo com propriedades especiais**, composto por tecido elástico, tecido reticular, tecido mucoso, tecido adiposo, tecido cartilaginoso e tecido ósseo.

5.3.3.1 Tecido conjuntivo propriamente dito

O **tecido conjuntivo frouxo** atua como um apoio para os epitélios, servindo como uma barreira física e imunológica, impedindo a entrada de corpos estranhos e fornecendo nutrição e apoio às células epiteliais. Ainda, é responsável por preencher espaços entre as fibras e os feixes musculares, além de formar uma camada fina de sustentação em torno dos vasos sanguíneos e linfáticos. Nos locais em que esse tecido é encontrado, ele proporciona força, elasticidade e sustentação.

Esse tecido apresenta todos os componentes do tecido conjuntivo propriamente dito, porém, nenhum dos componentes predomina no tecido conjuntivo frouxo. As células mais numerosas são os fibroblastos e os macrófagos. Entre elas, são encontradas todas as demais células, como plasmócitos, adipócitos, pericitos, plasmócitos e as transitórias, além dos componentes da matriz extracelular, como as fibras colágenas, elásticas e reticulares, e os componentes da substância fundamental amorfa.

No **tecido conjuntivo denso**, existe a presença de todos os elementos do tecido conjuntivo, porém, há predominância acentuada de fibras colágenas e fibroblastos e uma pequena quantidade substância fundamental amorfa. São encontrados dois tipos de conjuntivo denso: o modelado e o não modelado.

O **tecido conjuntivo denso modelado** é encontrado em tendões, ligamentos e aponeuroses, proporcionando uma ligação forte entre os tecidos formadores dessas estruturas. Nesses locais, os feixes de fibras colágenas estão paralelos uns aos outros.

Por sua vez, o **tecido conjuntivo denso não modelado** é encontrado na derme profunda da pele, na bainha dos nervos, bem como nas cápsulas do baço, testículos, ovários, rins e linfonodos, proporcionando força aos locais onde as fibras colágenas se dispõem em feixes arranjados sem orientação fixa.

A Figura 5.18, a seguir, apresenta tipos de tecido conjuntivo denso: não modelado, cujas fibras colágenas estão dispostas em várias direções; e denso modelado, com fibras colágenas dispostas em uma só direção.

Figura 5.18 Tipos de tecido conjuntivo denso

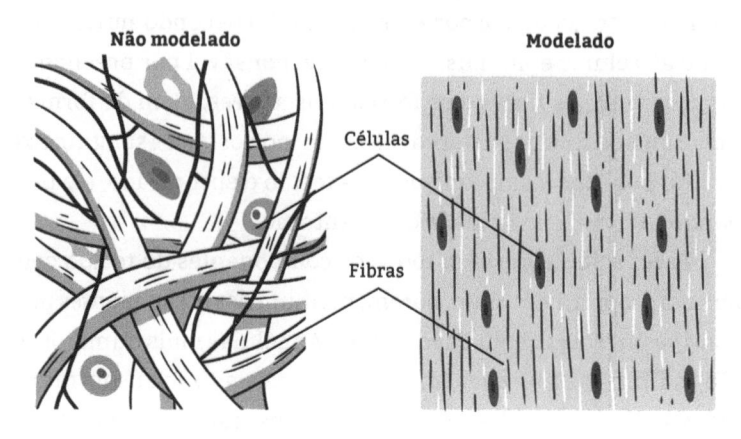

5.3.3.2 Tecido conjuntivo com propriedades especiais

Como exemplos de tecido conjuntivo com propriedades especiais, descreveremos na sequência os tecidos elástico, reticular, mucoso, cartilaginoso, ósseo e adiposo.

O **tecido elástico** está presente nos ligamentos amarelos da coluna vertebral, no ligamento suspensor do pênis e nas artérias de maior calibre, permitindo a distensão desses locais. Esse tecido é formado por feixes de fibras elásticas grossas. O espaço entre as fibras é ocupado por fibroblastos achatados e fibras colágenas.

O **tecido reticular** forma uma rede de sustentação dos sinusoides hepáticos, do tecido adiposo, da medula óssea, dos linfonodos, do baço, do músculo liso e das ilhotas de Langerhans, bem como do estroma de vários órgãos, além de unir as células do músculo liso. É constituído por fibras reticulares em íntima associação com fibroblastos especializados, denominados células reticulares.

O **tecido mucoso** é o principal tecido do cordão umbilical, sendo encontrado também na polpa jovem dos dentes da primeira dentição – os chamados dentes de leite. Apresenta células mesenquimais indiferenciadas e uma matriz extracelular contendo fibras colágenas, raras fibras elásticas e reticulares e predominância de ácido hialurônico. Esse tipo de tecido proporciona sustentação aos locais onde é encontrado.

Dedicaremos subcapítulos específicos para tratar dos outros tecidos conjuntivos com propriedades especiais. Por ora, observe a Figura 5.19, a seguir, que traz representações de alguns dos diferentes tipos de tecidos conjuntivos existentes.

Figura 5.19 Tipos de tecidos conjuntivos

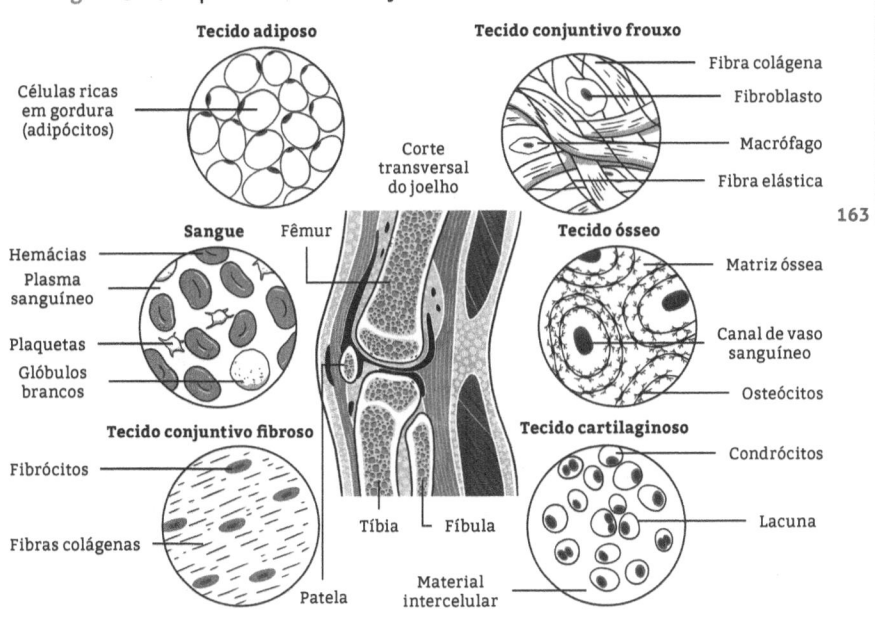

Tecido cartilaginoso

O tecido cartilaginoso é um tipo de tecido conjuntivo com propriedades especiais cuja origem embrionária é a mesoderme que se diferencia em mesênquima. As células mesenquimais indiferenciadas presentes nesse mesênquima se diferenciam e passam a apresentar uma forma arredondada. Então, começam a se multiplicar por mitose e formam um aglomerado celular denominado blastema.

As células do blastema passam a se chamar condroblastos e produzem uma matriz extracelular que afasta uma célula da outra. Quando essas células ficam afastadas e cercadas de muita matriz extracelular, elas cavam um buraco denominado lacuna, ocupando esse espaço. Esses condroblastos dentro de lacunas são denominados condrócitos.

O tecido cartilaginoso apresenta abundante matriz extracelular de consistência gelatinosa firme, é avascularizado e não tem terminações nervosas. As células encontradas nesse tecido são o condroblasto e o condrócito.

■ Células do tecido cartilaginoso

O **condroblasto** é uma célula pequena e arredondada presente na periferia das cartilagens. Produz a matriz extracelular durante o desenvolvimento embrionário e dá origem aos condrócitos.

Os **condrócitos** são responsáveis pela síntese e renovação das macromoléculas da matriz cartilaginosa. Quando encontrados na periferia, possuem morfologia alongada. No interior da cartilagem, são arredondados e formam os grupos denominados isógenos, os quais são formados por dois até oito condrócitos, originários de sucessivas divisões mitóticas de um único condrócito.

Observe, na Figura 5.20, a seguir, uma representação de um condrócito dentro de uma lacuna.

Figura 5.20 Condrócito dentro de uma lacuna

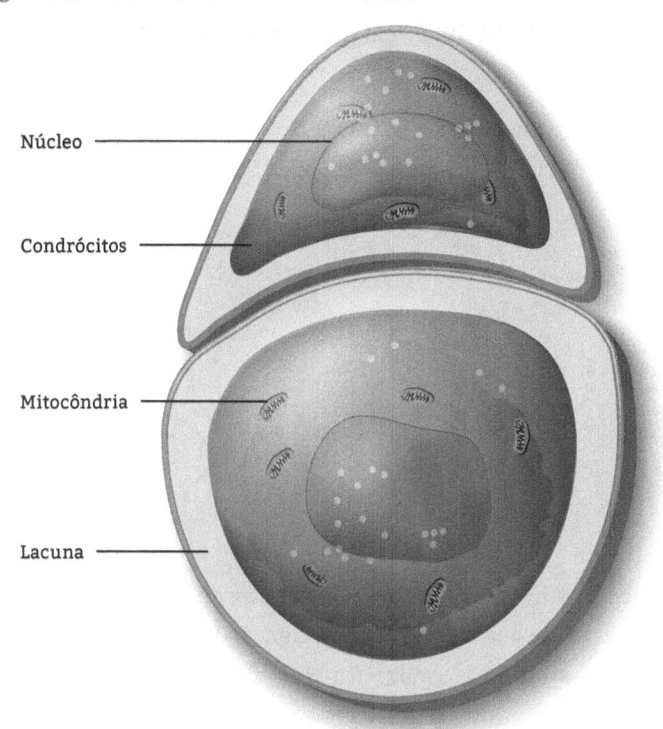

Núcleo

Condrócitos

Mitocôndria

Lacuna

Matriz extracelular do tecido cartilaginoso ou matriz cartilaginosa

Na matriz extracelular, são encontradas fibras de colágeno tipo I, fibrilas de colágeno tipo II, fibras elásticas, glicosaminoglicanos, proteoglicanos, *aggrecan* e condronectina.

O *aggrecan* é constituído por 100 até 200 moléculas de proteoglicanos ligados fortemente a uma molécula de ácido hialurônico. Essa macromolécula faz interações com as fibrilas ou fibras presentes nos três tipos de cartilagens. É através do *aggrecan* que o tecido se mantém hidratado e que a matriz extracelular desse tecido conserva sua rigidez.

A Figura 5.21 mostra o *aggrecan* formado por uma molécula central de ácido hialurônico e proteoglicanos ligados a essa molécula.

Figura 5.21 Estrutura de um *aggrecan*

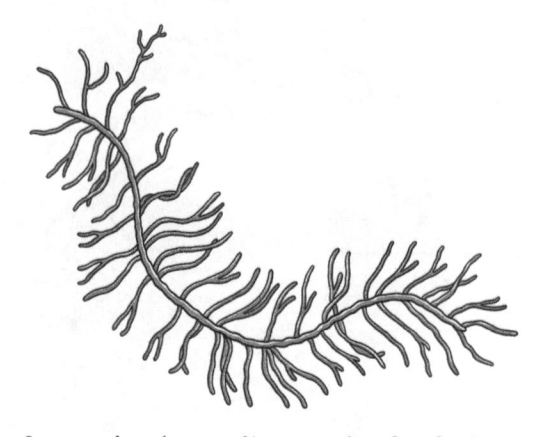

Evandro Marenda

A **condronectina** é uma glicoproteína de adesão semelhante à fibronectina e que possui sítios de ligação para o colágeno tipo II, condroitin-4-sulfato, condroitin-6-sulfato, ácido hialurônico e integrinas de condroblastos e condrócitos, participando, assim, da associação do arcabouço macromolecular da matriz aos dois tipos de células. A função da condronectina é ligar as células cartilaginosas às macromoléculas da matriz das cartilagens.

- Pericôndrio

O pericôndrio é uma camada de tecido conjuntivo que envolve todas as cartilagens hialinas (com exceção das cartilagens articulares) e as cartilagens elásticas. Nele se encontra a célula condrogênica, uma importante fonte de novas células da cartilagem. Essa camada conjuntiva apresenta ainda vasos sanguíneos responsáveis pela nutrição, oxigenação e eliminação dos refugos metabólicos, além de proporcionar a sustentação e o funcionamento do tecido cartilaginoso.

Na parte mais superficial, o pericôndrio é formado por fibrilas de colágeno do tipo I e, à medida que se aproxima da cartilagem, torna-se mais rico em células. As células que o compõem são semelhantes a fibroblastos, e as que estão situadas mais próximas à cartilagem são condroblastos.

Observe uma micrografia de pericôndrio e cartilagem elástica na Figura C, disponível na seção "Anexos" desta obra.

Tipos de tecido cartilaginoso

No organismo, são encontrados três tipos de tecido cartilaginoso: o hialino, o elástico e o fibroso ou fibrocartilagem. Cada um deles será descrito nos itens a seguir.

Tecido cartilaginoso hialino

O tecido cartilaginoso hialino, o mais comum no corpo humano, é responsável por formar o primeiro esqueleto do embrião e dar suporte a estruturas moles. A fresco, apresenta cor branco-azulada e translúcida.

Esse tecido apresenta os condroblastos na periferia e os condrócitos formando grupos isógenos. A matriz extracelular é formada por fibrilas de colágeno do tipo II em associação com proteoglicanos e condronectinas.

O tecido cartilaginoso hialino está presente nas extremidades articulares de ossos longos e epífises, sem a presença de pericôndrio. Já nas cartilagens hialinas, encontradas em locais como nariz, laringe, traqueia, brônquios e extremidades ventrais das costelas, existe o pericôndrio.

A Figura D, que pode ser visualizada na seção "Anexos", apresenta uma micrografia de cartilagem hialina corada com hematoxilina e eosina.

Tecido cartilaginoso elástico

O tecido cartilaginoso elástico é semelhante ao cartilaginoso hialino. Nele, os condroblastos estão localizados na periferia, e os condrócitos são maiores e mais numerosos do que na cartilagem hialina. A matriz possui fibrilas de colágeno do tipo II e uma rede de fibras elásticas finas que são contínuas em relação às do pericôndrio. O pavilhão auditivo, as paredes dos canais auditivos, a tuba auditiva, a epiglote e a cartilagem coneiforme da laringe são formados por esse tecido cartilaginoso.

A Figura E, disponível na seção "Anexos", traz uma micrografia de cartilagem elástica.

Tecido cartilaginoso fibroso ou fibrocartilagem

O tecido cartilaginoso fibroso é um tecido intermediário entre o conjuntivo denso e a cartilagem hialina. Nesse tecido, os condrócitos se encontram arrumados em fileiras paralelas entre feixes de colágeno, sempre associados com tecido conjuntivo denso modelado ou cartilagem hialina. Em sua matriz extracelular, são encontradas fibras de colágeno do tipo I que seguem uma orientação aparentemente irregular entre os condrócitos ou em um arranjo paralelo ao longo dos condrócitos em fileira. A substância fundamental amorfa é escassa e limitada à proximidade das lacunas que contêm os condrócitos.

Esse tecido cartilaginoso é encontrado nos discos intervertebrais e articulares, na sínfise pubiana e na inserção de alguns tendões.

Na Figura F, disponível na seção "Anexos", observe uma micrografia de cartilagem fibrosa: no número 1, estão os condrócitos, e no número 2, as fibras colágenas dispostas paralelamente a essas células.

No Quadro 5.1, a seguir, apresentamos um quadro comparativo entre os três tipos de tecido cartilaginoso que existem no organismo.

Quadro 5.1 Comparação entre os três tipos de tecido cartilaginoso

Tipo de cartilagem	Características de identificação	Localização
Hialina	- É a mais comum do corpo humano. A fresco, apresenta cor branco-azulada e é translúcida. Forma o primeiro esqueleto do embrião. Condroblastos são localizados na periferia da cartilagem, e os condrócitos geralmente se encontram em grupos. - Matriz cartilaginosa com mais de 40% do seu peso seco, formada por fibrilas de colágeno do tipo II associadas à proteoglicanas muito hidratadas e glicoproteínas adesivas. - Pericôndrio presente em muitos locais, exceto nas cartilagens articulares e epífises.	Extremidades articulares de ossos longos, nariz, laringe traqueia, brônquios e extremidades ventrais das costelas.
Elástica	- É semelhante à cartilagem hialina. - Condroblastos são localizados na periferia da cartilagem, e os condrócitos são maiores e mais numerosos do que na cartilagem hialina. - Matriz contendo fibrilas de colágeno do tipo II e uma rede de fibras elásticas finas que são contínuas com as do pericôndrio. - Pericôndrio presente.	Pavilhão auditivo, paredes dos canais auditivos, tuba auditiva, epiglote, cartilagem coneiforme da laringe.

(continua)

(Quadro 5.1 – conclusão)

Tipo de cartilagem	Características de identificação	Localização
Fibrocartilagem	▪ É um tecido intermediário entre o conjuntivo denso e a cartilagem hialina. ▪ Condrócitos são arrumados em fileiras paralelas entre feixes de colágeno, sempre associados com o tecido conjuntivo denso modelado ou a cartilagem hialina. ▪ Matriz com fibras de colágeno do tipo I que seguem uma orientação aparentemente irregular entre os condrócitos ou em um arranjo paralelo ao longo dos condrócitos em fileira. A substância fundamental amorfa é escassa e limitada à proximidade das lacunas que contêm os condrócitos. ▪ Pericôndrio ausente.	Discos intervertebrais, discos articulares, sínfise pubiana e inserção de alguns tendões.

Fonte: Elaborado com base em Junqueira; Carneiro, 2017; Gartner; Hiatt, 2017.

Tecido ósseo

O **tecido ósseo** é um tecido conjuntivo especial formado por células e uma matriz extracelular calcificada. Trata-se de um tecido dinâmico, pois muda de forma constantemente, dependendo da força a ele aplicada. As pressões exercidas sobre o osso levam à sua reabsorção, e a tração aplicada nele resulta no desenvolvimento de um novo osso.

É o principal constituinte do esqueleto e atua como suporte para as partes moles, além de proteger os órgãos vitais contidos nas caixas craniana e torácica e no canal raquidiano. Ainda, é responsável por alojar e proteger a medula óssea, proporcionar apoio aos músculos esqueléticos, transformando suas contrações em movimentos úteis; e funciona também como depósito de cálcio, fosfato e outros íons, armazenando-os ou liberando-os de forma controlada.

■ Células do tecido ósseo

As células que compõem o tecido ósseo são as células osteoprogenitoras, os osteoblastos, os osteócitos e os osteoclastos.

As **células osteoprogenitoras** são derivadas do mesênquima embrionário. Podem se dividir por mitose e se diferenciar em osteoblastos e são mais ativas durante o período de crescimento ósseo. Estão localizadas na camada celular interna do periósteo, revestindo os canais de Havers e o endósteo. São fusiformes e possuem núcleo oval pouco corado, citoplasma escasso e pálido, com retículo endoplasmático rugoso esparso, aparelho de Golgi pouco desenvolvido e abundantes ribossomos livres.

Os **osteoblastos** derivam de células osteoprogenitoras. Sintetizam a parte orgânica da matriz óssea (colágeno I, proteoglicanos e glicoproteínas adesivas) e participam da mineralização da matriz, concentrando fosfato de cálcio. Dispõem-se sempre nas superfícies ósseas, em um arranjo que lembra um epitélio simples.

Em fase de síntese, os osteoblastos são células cuboides com citoplasma basófilo, núcleo claro, retículo endoplasmático rugoso abundante, aparelho de Golgi desenvolvido e numerosas vesículas de secreção, e quando estão em pouca atividade sintética, são achatados. Quando se encontram aprisionados pela matriz recém-sintetizada, passam a se chamar osteócitos.

O **osteócito** é um osteoblasto transformado encontrado no interior da matriz e que ocupa espaços denominados lacunas, das quais partem canalículos. Possui prolongamento que estabelecem junções *gap*, permitindo a passagem de pequenas moléculas e íons de um osteócito ao outro. O espaço entre os prolongamentos e as paredes dos canalículos estabelece vias de transportes de metabólitos entre os vasos sanguíneos e os osteócitos situados mais profundamente no tecido.

São encontrados três tipos de osteócitos: o **quiescente**, que apresenta pouco retículo endoplasmático rugoso, aparelho de Golgi reduzido e poucas mitocôndrias – a célula preenche a lacuna que ocupa; o **formador**, que possui retículo endoplasmático rugoso em grande quantidade e aparelho de Golgi bem desenvolvido – há evidência de osteoide contendo fibrilas de colágeno no espaço pericelular do interior da lacuna; e o de **reabsorção**, com retículo endoplasmático rugoso e aparelho de Golgi bem desenvolvidos, mitocôndrias e lisossomos. No espaço pericelular, é encontrado material degradado (floculento), sem a presença de fibrilas de colágeno.

A Figura 5.22, a seguir, ilustra uma interação entre os osteoblastos e os osteócitos em uma célula óssea.

Figura 5.22 Interação entre os osteoblastos e osteócitos

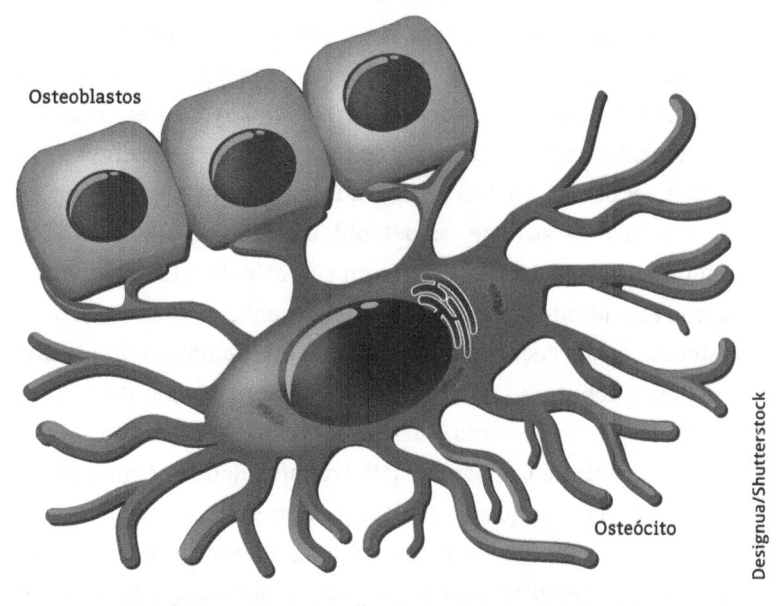

O **osteoclasto** se origina de um precursor na medula óssea. Trata-se de uma célula móvel, gigante, muito ramificada, que contém de cinco a 50 núcleos ou mais. Desempenha as funções de defesa, remodelagem e reabsorção do osso. Secreta ácido, colagenase (enzima que destrói o colágeno) e outras enzimas que atacam a matriz e liberam cálcio.

Essa célula ocupa uma depressão rasa denominada lacuna de Howship, local que caracteriza a região de reabsorção óssea. Ainda, possui citoplasma granuloso, muitos lisossomos, retículo endoplasmático rugoso e aparelho de Golgi desenvolvidos e muitas mitocôndrias. Na região do osteoclasto voltada para a matriz óssea, são encontradas vilosidades em forma de folhas ou pregas, as quais se subdividem.

A Figura 5.23 apresenta uma representação de um processo de remodelagem mostrando osteoclastos e osteoblastos trabalhando em conjunto.

Figura 5.23 Processo de remodelagem com trabalho em conjunto de osteoclastos e osteoblastos

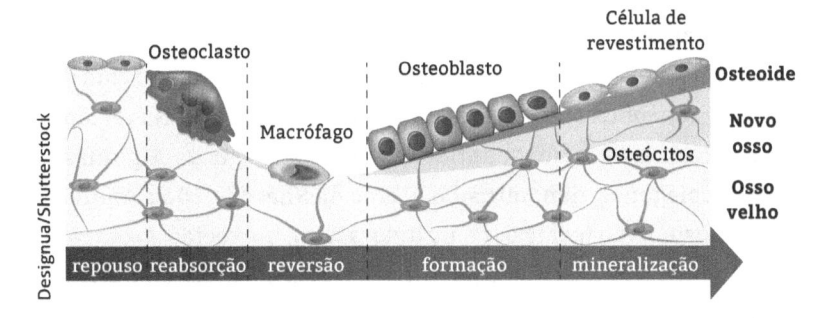

Matriz extracelular do tecido ósseo

A matriz óssea é formada por uma parte inorgânica e uma parte orgânica. A parte inorgânica corresponde a 50% do peso da matriz e possui diversos íons, sendo que os mais encontrados são o cálcio e o fósforo (na forma de fosfato), e os menos frequentes, o bicarbonato, o magnésio, o sódio e o citrato. O cálcio e o fosfato formam cristais de hidroxiapatita [$Ca_{10}(PO_4)_6(OH)_2$], que aparecem em forma de agulhas. Em torno dos cristais, existe uma camada de água (capa de hidratação) que facilita a troca de íons entre o cristal e o fluído.

A parte orgânica é formada por fibras de colágeno I e substância fundamental amorfa que contém proteoglicanos e glicosaminoglicanos (condroitin-4-sulfato, condroitin-6-sulfato e queratan sulfato). A associação da hidroxipatita com as fibras de colágeno é responsável pela dureza e consistência do osso.

Entre os osteoblastos e a matriz calcificada, existe o osteoide, uma matriz óssea que não se calcifica, cuja função é proteger os osteoblastos.

Na matriz óssea, ainda é encontrada a osteonectina, uma glicoproteína adesiva semelhante à fibronectina. Sua função é ligar as células ósseas à matriz óssea.

Bainhas associadas ao tecido ósseo

Em associação com o tecido ósseo existem duas bainhas conjuntivas: o periósteo e o endósteo.

O **periósteo** é constituído por um tecido conjuntivo denso. Na região mais interna do periósteo e que está em contato com o osso, são encontradas mais células e vasos sanguíneos. Na região mais externa, há maior quantidade de fibras colágenas. Algumas fibras colágenas, denominadas fibras de Sharpey, são comuns ao periósteo e ao tecido osso, unindo, assim, um tecido ao outro.

O **endósteo** é formado por uma lâmina de tecido conjuntivo frouxo. Reveste as cavidades do osso esponjoso, do canal medular, dos canais de Havers e dos canais de Volkmann. Existem vasos sanguíneos que se ramificam e penetram no osso através de canais encontrados na matriz óssea.

Tanto o periósteo quanto o endósteo são responsáveis pela manutenção do tecido ósseo, pois dos seus vasos sanguíneos partem ramos que penetram nos ossos através dos canais de Volkmann.

Tipos de tecido ósseo

São encontrados dois tipos de tecido ósseo: o tecido ósseo primário ou imaturo e o tecido ósseo secundário, maduro ou lamelar.

O tecido ósseo primário é encontrado no adulto apenas nos alvéolos dentários, em alguns pontos de inserção de tendões e próximo às suturas do crânio. É o primeiro tecido a aparecer no organismo e, à medida que os anos passam, vai sendo substituído pelo tecido ósseo secundário, o qual é formado por uma grande quantidade de osteócitos, uma matriz extracelular, fibrilas colágenas sem organização definida e poucos minerais.

O tecido ósseo secundário possui uma matriz óssea mais resistente, por ser mais mineralizada que o tecido ósseo primário. É formado por sistemas: os sistemas circunferenciais externo e interno, o sistema de Havers e o sistema intermediário (Figura 5.24).

O **sistema circunferencial** é formado por lamelas ósseas paralelas entre si formando duas faixas: uma interna, em volta do canal medular, e outra externa, mais desenvolvida e próxima ao periósteo; o **sistema de Havers** é encontrado nas diáfises na região de osso compacto, e o **sistema intermediário** é formado por grupos de lamelas, geralmente de forma triangular, as quais provêm de sistemas de Havers que foram principalmente destruídos durante o crescimento do osso e a remodelação óssea.

Figura 5.24 Sistemas formadores do tecido ósseo secundário

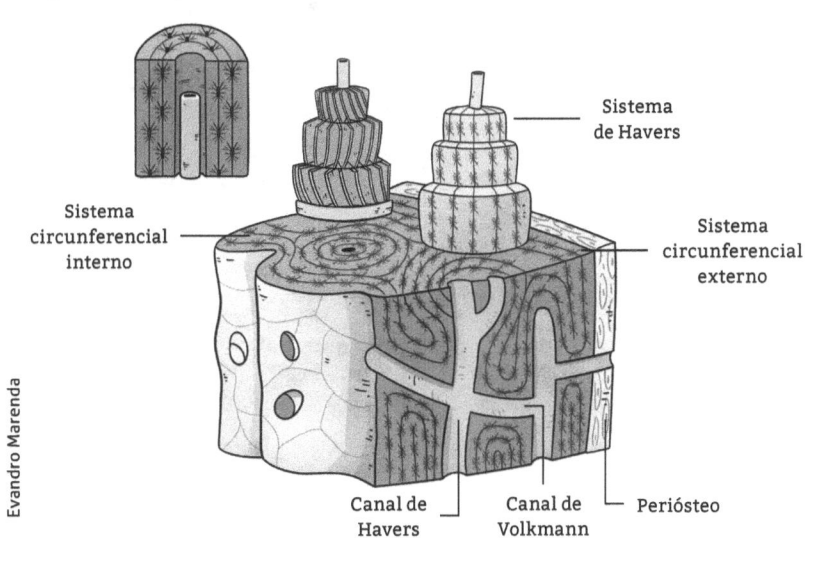

Os três sistemas são formados por feixes de fibras colágenas do tipo I dispostas em camadas concêntricas, formando estruturas denominadas lamelas. Entre estas, existem osteócitos espalhados a intervalos regulares, entre ou dentro delas.

O sistema de Havers tem a forma de um cilindro longo, é formado por quatro a 20 lamelas e conta com um canal central denominado canal de Havers. Cada sistema de Havers mostra uma alternativa de lamelas claras e escuras, devido ao arranjo de fibras colágenas nas lamelas ósseas.

A comunicação entre os sistemas de Havers ocorre através de canais de Volkmann, que atravessam as lamelas. Os dois canais – o de Havers e o de Volkmann – são revestidos pelo endósteo.

A Figura 5.25, a seguir, mostra a micrografia de um sistema de Harves corado com o corante azul de toluidina. Observe que o canal central corresponde ao canal de Havers, e as estruturas coradas em azul são as lacunas.

Figura 5.25 Micrografia de um sistema de Havers

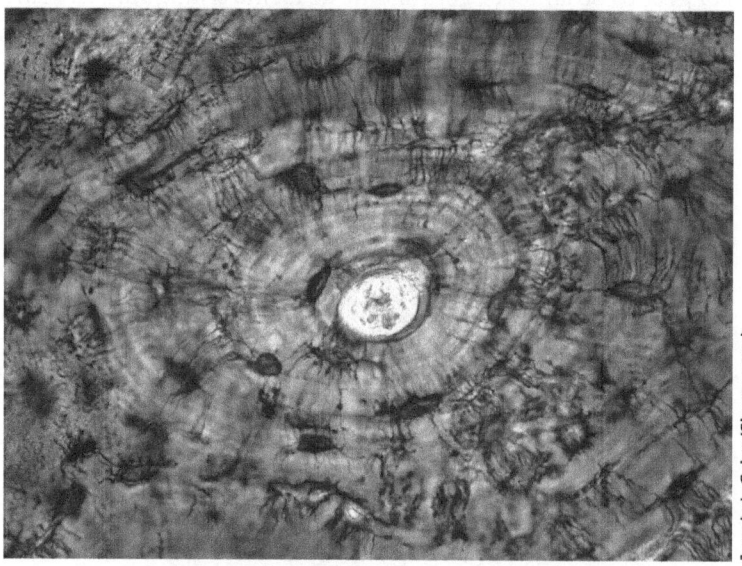

Jose Luis Calvo/Shutterstock

A Figura 5.26 apresenta uma representação da estrutura interna de um osso e das células que pertencem ao tecido ósseo.

Figura 5.26 Estrutura interna de um osso e das células pertencentes ao tecido ósseo

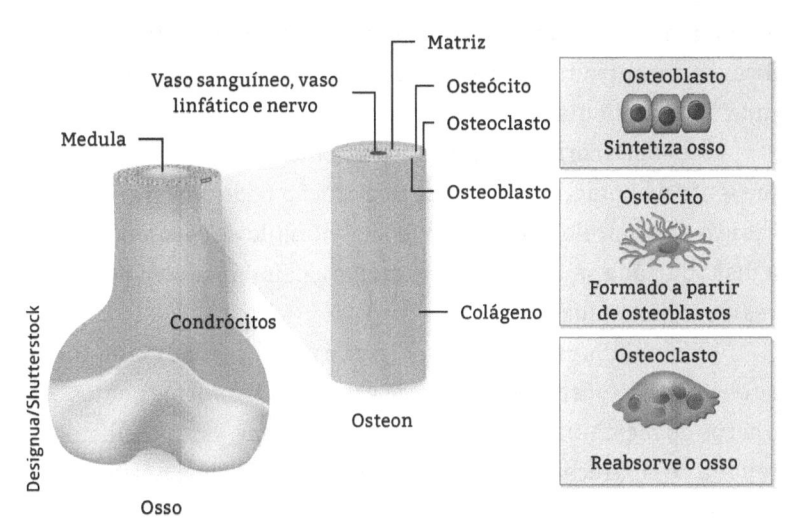

Na Figura G, na seção "Anexos" desta obra, apresentamos uma micrografia do tecido ósseo humano corado com hematoxilina e eosina. Nota-se a presença de estruturas circulares, os sistemas de Havers, contendo um canal de Havers no centro.

Tecido adiposo

O tecido adiposo também é um tecido conjuntivo com propriedades especiais no qual predominam as células adiposas ou adipócitos.

Segundo Junqueira e Carneiro (2013, p. 120), "em pessoas de peso normal, o tecido adiposo corresponde a 20-25% do peso corporal na mulher e 15-20% no homem".

No corpo, existem dois tipos desse tecido: o tecido adiposo comum ou unilocular e o tecido adiposo multilocular ou pardo.

■ **Tecido adiposo comum ou unilocular**

No tecido adiposo comum ou unilocular, as células adiposas se originam a partir de células derivadas do mesênquima, denominadas lipoblastos, semelhantes aos fibroblastos, as quais, porém, acumulam gordura em seu citoplasma. No início, as gotículas lipídicas se encontram separadas, mas depois se fundem, formando uma única gotícula.

Esse tecido corresponde a praticamente todo o tecido adiposo presente no homem adulto, e sua coloração pode variar entre o branco e o amarelo-escuro (devido ao acúmulo de carotenoides). A distribuição e seu acúmulo em certos locais dependem de fatores como sexo e idade.

O tecido adiposo unilocular forma o panalículo adiposo, que se encontra disposto sob a pele com espessura uniforme por todo o corpo do recém-nascido. Com o passar dos anos, esse panalículo tende a desaparecer de certas áreas e a se desenvolver em outras.

O tecido unilocular apresenta septos do conjuntivo contendo nervos e vasos sanguíneos. Desses septos, partem fibras reticulares que sustentam as células adiposas. Trata-se de um tecido bastante vascularizado (a relação entre o volume do capilar sanguíneo e o volume do citoplasma é maior no tecido adiposo do que no músculo estriado).

Suas células são bem desenvolvidas e contêm apenas uma gotícula de gordura ocupando quase todo o citoplasma. Nesse tecido, há presença de um pequeno aparelho de Golgi, ribossomos livres, curtas cisternas de retículo endoplasmático rugoso, filamentos e mitocôndrias localizados próximos ao núcleo.

A microscopia eletrônica revela que as gotículas são desprovidas de membranas envolventes, sendo envoltas por uma rede de filamentos intermediários. Cada célula é envolvida por lâmina basal, e sua membrana mostra numerosas vesículas de pinocitose.

A Figura H, disponível na seção "Anexos", mostra uma micrografia de tecido adiposo unilocular corado com hematoxilina e eosina aumentado em 100 vezes. Observe os adipócitos com grande gotícula lipídica que aparecem sem coloração.

Os adipócitos uniloculares são responsáveis pela produção do hormônio leptina, uma proteína de 167 aminoácidos sintetizada a partir do gene obeso (OB) do tecido adiposo. Além dos adipócitos, esse hormônio é também produzido pela placenta, pelo intestino e estômago, e o seu papel principal é manter o balanço energético. Por meio do hipotálamo, a leptina regula os mecanismos de fome e saciedade (Maior, 2012; Williams; Scott; Elmquist, 2011).

Histofisiologia do tecido adiposo unilocular

É importante entender como os triglicerídeos se originam (Figura 5.27), bem como de que forma eles são armazenados nos adipócitos (Figura 5.28) e saem destes para chegar até os tecidos e fornecer energia (Figura 5.29). Os triglicerídeos são moléculas compostas por ésteres de ácidos graxos mais glicerol e são mais eficientes como reserva de energia, fornecendo 9,3 kcal/g contra 4,1 kcal/g fornecidas pelo glicogênio.

Figura 5.27 Origens dos triglicerídeos

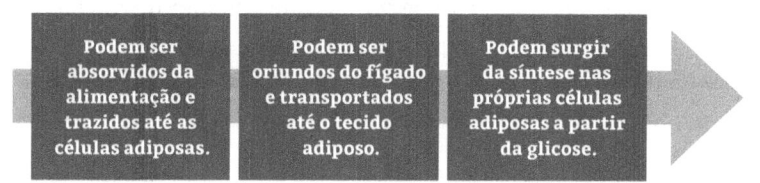

| Podem ser absorvidos da alimentação e trazidos até as células adiposas. | Podem ser oriundos do fígado e transportados até o tecido adiposo. | Podem surgir da síntese nas próprias células adiposas a partir da glicose. |

Fonte: Elaborado com base em Junqueira; Carneiro, 2013.

Figura 5.28 Como os triglicerídeos chegam até os adipócitos

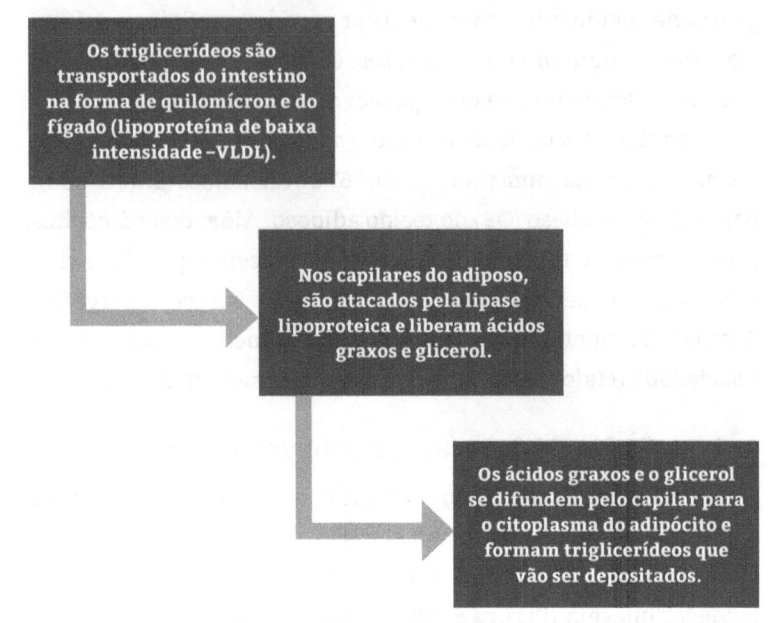

Os triglicerídeos são transportados do intestino na forma de quilomícron e do fígado (lipoproteína de baixa intensidade –VLDL).

Nos capilares do adiposo, são atacados pela lipase lipoproteica e liberam ácidos graxos e glicerol.

Os ácidos graxos e o glicerol se difundem pelo capilar para o citoplasma do adipócito e formam triglicerídeos que vão ser depositados.

Fonte: Elaborado com base em Junqueira; Carneiro, 2013.

Quilomícrons são partículas de diâmetro aproximado de 3 mm, formadas pelos enterócitos do intestino delgado, constituídas por 90% de triglicerídeos e pequenas quantidades de colesterol, fosfolipídeos e proteínas (Junqueira; Carneiro, 2013).

Figura 5.29 Como os triglicerídeos saem dos adipócitos e chegam aos tecidos

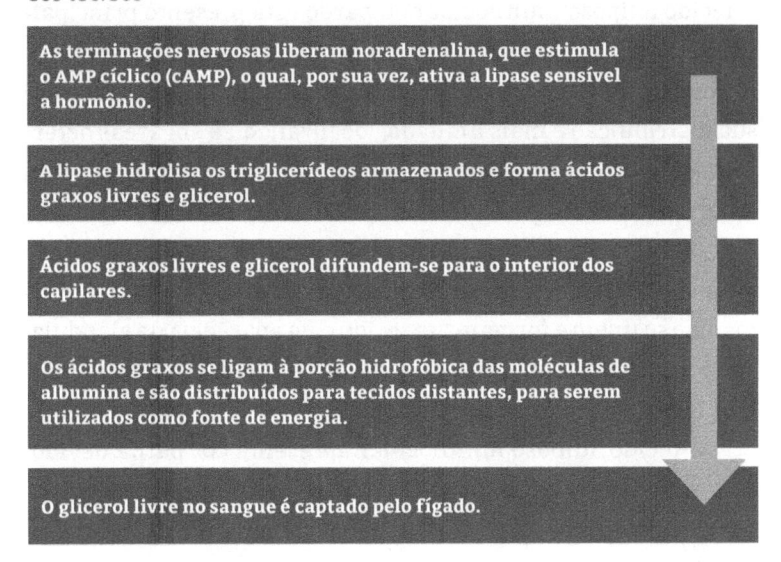

> As terminações nervosas liberam noradrenalina, que estimula o AMP cíclico (cAMP), o qual, por sua vez, ativa a lipase sensível a hormônio.
>
> A lipase hidrolisa os triglicerídeos armazenados e forma ácidos graxos livres e glicerol.
>
> Ácidos graxos livres e glicerol difundem-se para o interior dos capilares.
>
> Os ácidos graxos se ligam à porção hidrofóbica das moléculas de albumina e são distribuídos para tecidos distantes, para serem utilizados como fonte de energia.
>
> O glicerol livre no sangue é captado pelo fígado.

Fonte: Elaborado com base em Junqueira; Carneiro, 2013.

A respeito da desnutrição, do sobrepeso e da obesidade, o "Guia alimentar para a população brasileira", do Ministério da Saúde, cita:

> As principais doenças que atualmente acometem os brasileiros deixaram de ser agudas e passaram a ser crônicas. Apesar da intensa redução da desnutrição em crianças, as deficiências de micronutrientes e a desnutrição crônica ainda são prevalentes em grupos vulneráveis da população, como em indígenas, quilombolas e crianças e mulheres que vivem em áreas vulneráveis. Simultaneamente, o Brasil vem enfrentando aumento expressivo do sobrepeso e da obesidade em todas as faixas etárias, e as doenças crônicas são a principal causa de morte entre adultos. O excesso de peso acomete um em cada dois adultos e uma em cada três crianças brasileiras. (Brasil, 2014)

■ Tecido adiposo multilocular ou pardo

O tecido adiposo multilocular ou pardo está presente principalmente no feto e no recém-nascido, embaixo da pele. Durante a infância, esse tecido é amplamente distribuído. Já na fase adulta, sua distribuição é mais limitada, localizando-se em áreas determinadas. Trata-se de um tecido abundante em animais que hibernam.

Durante o desenvolvimento embrionário, as células mesenquimais indiferenciadas se diferenciam e dão origem aos adipócitos, que se unem e formam um tecido com aparência de glândula endócrina cordonal. Nesse período, as células ainda não acumulam triglicerídeos em seu citoplasma.

O tecido adiposo multilocular apresenta cor parda devido à vascularização abundante e às numerosas mitocôndrias ricas em citocromo, proporcionando ao tecido uma cor avermelhada.

Os adipócitos multiloculares são menores e apresentam uma forma poligonal. No citoplasma, são encontradas muitas gotículas lipídicas de vários tamanhos, muitas mitocôndrias, um pequeno aparelho de Golgi e pequena quantidade de retículo endoplasmático liso e rugoso. O núcleo se apresenta em posição excêntrica, mas não é achatado como o adipócito unilocular.

Nos adipócitos multiloculares, a energia produzida pelas mitocôndrias não é armazenada como ATP, mas, sim, dissipada como calor.

A seguir, apresentamos um esquema mostrando os componentes da molécula de triglicerídeos sendo separados até a produção de calor.

Figura 5.30 Processo de produção de calor

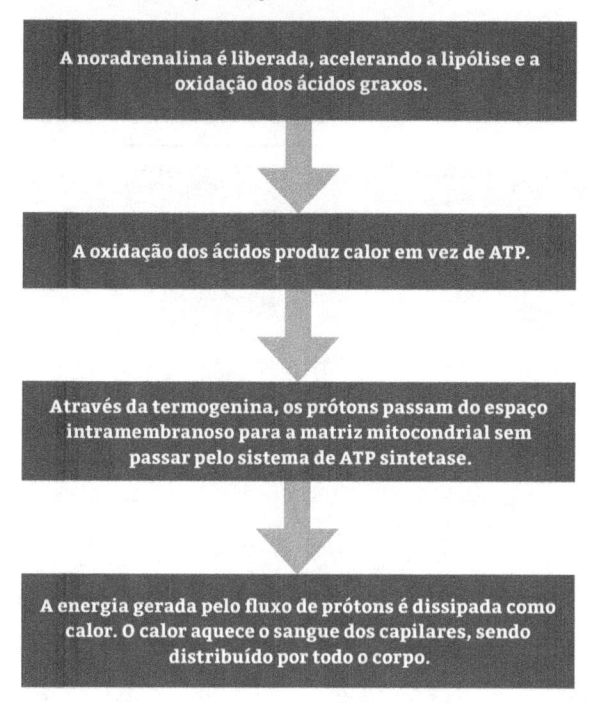

```
┌─────────────────────────────────────────────────┐
│ A noradrenalina é liberada, acelerando a lipólise e a │
│           oxidação dos ácidos graxos.           │
└─────────────────────────────────────────────────┘
                        ↓
┌─────────────────────────────────────────────────┐
│  A oxidação dos ácidos produz calor em vez de ATP. │
└─────────────────────────────────────────────────┘
                        ↓
┌─────────────────────────────────────────────────┐
│ Através da termogenina, os prótons passam do espaço │
│ intramembranoso para a matriz mitocondrial sem  │
│      passar pelo sistema de ATP sintetase.      │
└─────────────────────────────────────────────────┘
                        ↓
┌─────────────────────────────────────────────────┐
│ A energia gerada pelo fluxo de prótons é dissipada como │
│ calor. O calor aquece o sangue dos capilares, sendo │
│          distribuído por todo o corpo.          │
└─────────────────────────────────────────────────┘
```

Fonte: Elaborado com base em Junqueira; Carneiro, 2008.

Por fim, o Quadro 5.2, a seguir, traz um breve resumo dos tipos de tecido conjuntivo que analisamos neste capítulo.

Quadro 5.2 Classificação do tecido conjuntivo

TECIDO CONJUNTIVO

PROPRIAMENTE DITO

TECIDO CONJUNTIVO FROUXO
Não há predominância acentuada de nenhum elemento do tecido conjuntivo.

TECIDO CONJUNTIVO DENSO MODELADO
Existe a presença de todos os elementos do tecido conjuntivo, porém, há predominância acentuada de fibras colágenas, uma pequena quantidade substância fundamental amorfa e fibroblastos.

TECIDO CONJUNTIVO DENSO NÃO MODELADO
As fibras colágenas se dispõem em feixes arranjados sem orientação fixa.

COM PROPRIEDADES ESPECIAIS

TECIDO ELÁSTICO
É formado por feixes de fibras elásticas grossas, sendo que o espaço entre elas é ocupado por fibroblastos achatados e fibras colágenas.

TECIDO RETICULAR
É constituído por fibras reticulares em íntima associação com fibroblastos especializados, denominados células reticulares.

TECIDO MUCOSO
Consistência gelatinosa com predomínio da matriz extracelular contendo muito ácido hialurônico, fibras colágenas e raras fibras elásticas e reticulares, além de células mesenquimais indiferenciadas.

TECIDO CARTILAGINOSO
Hialino, elástico e fibrocartilagem.

TECIDO ÓSSEO
Primário e secundário.

TECIDO ADIPOSO
Unilocular ou comum e multilocular ou pardo.

Fonte: Elaborado com base em Junqueira; Carneiro, 2017; Gartner; Hiatt, 2017.

⦙⦙ Síntese

Neste capítulo, começamos a apresentar a histologia, área que estuda os tecidos levando em consideração as características que cada um apresenta, bem como a presença de seus constituintes, como células e componentes formadores do material intercelular. Assim, descrevemos o tecido epitelial de revestimento, que tem características específicas e reveste o organismo externamente e internamente, nas cavidades de órgãos e de vasos. Também abordamos o tecido epitelial glandular, que apresenta células especializadas em produzir e liberar secreções, além dos dois tipos de tecido conjuntivo, os quais contam com uma matriz intercelular mais abundante que o tecido epitelial. Essa matriz é formada por macromoléculas e água tecidual e se encontra entre células conjuntivas que apresentam diferentes formas e funções.

⦙⦙ Indicações culturais

O MÍNIMO para viver. Direção: Marti Noxon. EUA, 2017. 107 min.

> Assista ao filme intitulado *O mínimo para viver*, que conta a história de uma jovem que tem que lidar com um problema que afeta muitos jovens no mundo: a anorexia. Como ela não tem perspectiva de se livrar da doença e poder, enfim, disfrutar de uma vida feliz e saudável, ela passa seus dias em completa desesperança. Porém, ao encontrar um médico nada convencional que a desafia a enfrentar sua condição, o cenário, antes catastrófico, começa a mudar.

▪ Atividades de autoavaliação

1. Durante o processo de cicatrização da derme da pele, duas células desempenham as seguintes funções: uma retira os restos de células e tecidos mortos no processo inflamatório e

a outra deposita matriz extracelular para possibilitar o fechamento da ferida. Quais são estas células, respectivamente?

a) Fibroblasto e neutrófilo.
b) Fibroblasto e macrófago.
c) Macrófago e pericito.
d) Macrófago e fibroblasto.
e) Pericito e adipócito.

2. As glândulas mamárias secretam leite (um fluído que contém lipídios e lactose), assim como linfócitos, monócitos, anticorpos, minerais e vitaminas lipossolúveis, responsáveis por fornecer a nutrição adequada ao recém-nascido. As células secretoras dessas glândulas perdem uma pequena porção do citoplasma apical junto com o produto de secreção. A seguir, indique a alternativa que contém a forma ou modo de secreção dessas glândulas:

a) Merócrina.
b) Apócrina.
c) Exócrina.
d) Holócrina.
e) Endócrina.

3. Após uma fratura óssea, duas células atuam. Uma delas sintetiza moléculas e deposita sobre elas íons cálcio, formando um calo ósseo. A outra remodela esse osso, reabsorvendo-o. As células que exercem tais funções são, respectivamente:

a) osteócito e osteoclasto.
b) osteclasto e osteoblasto.
c) osteoblasto e osteoclasto.
d) osteoblasto e osteócito.
e) osteócito e célula osteoprogenitora.

4. Sabemos que existem dois tipos de tecido adiposo: o unilocular e o multilocular. Entre as alternativas a seguir, indique aquela que **não** corresponde ao tecido adiposo multilocular:
   a) Tem várias gotículas de gordura no interior das células.
   b) Também é conhecido como *gordura marrom*.
   c) Constitui a maior reserva de energia do nosso corpo.
   d) Sua principal função é produzir calor.
   e) Apresenta septos do conjuntivo contendo nervos e vasos sanguíneos.

5. O tecido conjuntivo diferencia-se de outros tecidos por ter:
   a) Pouca substância fundamental amorfa, vários tipos de células indiferenciadas e abundantes fibras colágenas.
   b) Abundantes células, pouca matriz extracelular mantida por substância fundamental amorfa e vasos sanguíneos.
   c) Ausência de vasos sanguíneos, abundância de vasos linfáticos e uma pequena quantidade de células.
   d) Presença de vasos sanguíneos, variedade celular e uma grande quantidade de matriz intercelular.
   e) Escassa matriz extracelular, grande quantidade de células e ausência de vasos sanguíneos e linfáticos.

Atividades de aprendizagem

Questões para reflexão

1. A deficiência de cálcio pode causar raquitismo em crianças e osteomalacia em adultos. Essa deficência pode ser devida à carência de vitamina D, que promove a absorção intestinal do cálcio. No raquitismo, a matriz óssea não se calcifica normalmente, tendo como consequência o crescimento anormal dos ossos e a deformidade das extremidades dos ossos longos.

Na osteomalacia, ocorre a calcificação deficiente da matriz óssea neoformada e a descalcificação da matriz já calcificada, com a consequente fragilidade óssea (Junqueira; Carneiro, 2008). O cálcio e o fosfato são depositados na forma de cristais. Cite o nome desses cristais e da célula óssea responsável pela mineralização da matriz óssea.

2. No tecido conjuntivo frouxo, existe uma célula denominada mastócito. Analisando a função exercida por ele no tecido, explique se o mastócito traz benefícios ao organismo, uma vez que as substâncias liberadas por ele podem desencadear reações alérgicas, podendo levar a uma anafilaxia (choque anafilático).

Atividade aplicada: prática

1. De acordo com Panizza (2017), "o sedentarismo e o envelhecimento levam à atrofia e diminuição da massa muscular além da perda de cálcio, principalmente dos ossos". Pesquise e anote alguns tipos de exercícios ou atividades físicas que ajudam a evitar os problemas que acometem os idosos.

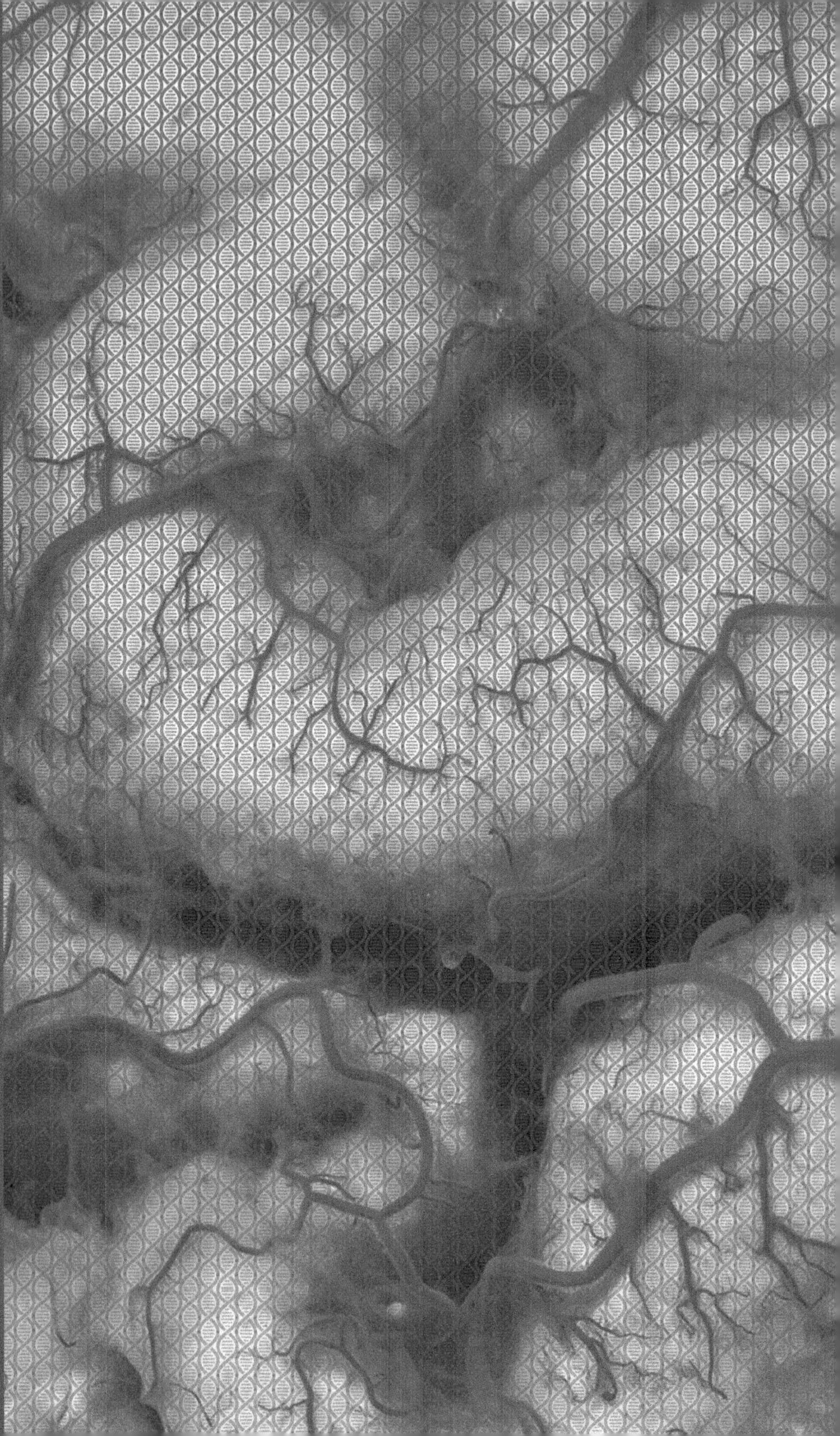

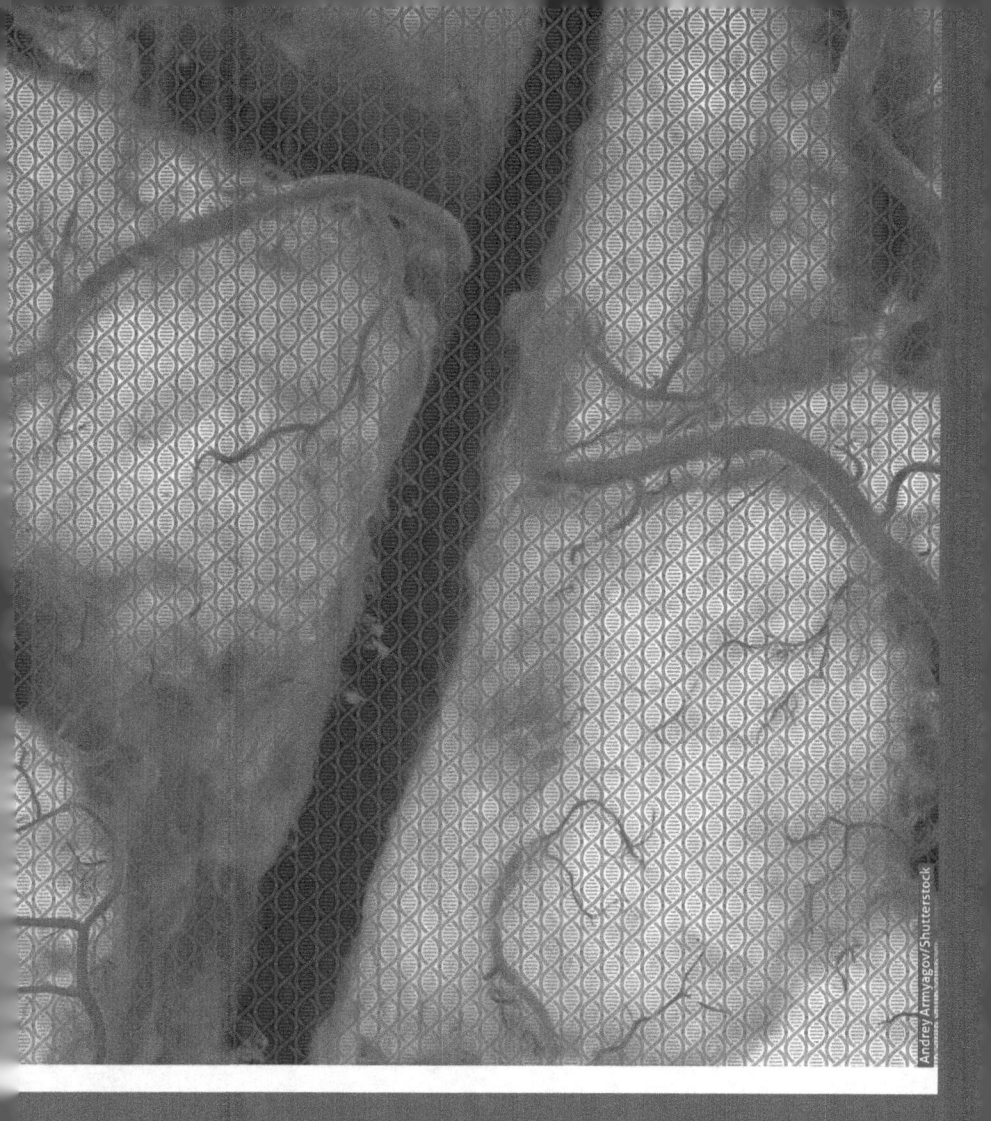

Capítulo 6

Tecido muscular e tecido nervoso

O tecido muscular é responsável pelos movimentos corporais, pelos movimentos de substâncias dentro do corpo, pela estabilização das posições do corpo, pela regulação do volume dos órgãos e pela produção do calor. No organismo, existem três tipos de tecido muscular: o tecido muscular liso, que apresenta contração lenta e involuntária; o tecido muscular estriado esquelético, cuja contração é rápida e voluntária; e o tecido muscular estriado cardíaco, de contração vigorosa, rítmica e involuntária.

O tecido nervoso, o principal constituinte do sistema nervoso, é formado pelos neurônios e pelas células da glia ou neuroglia, além de uma quantidade mínima de matriz extracelular.

Além dos tecidos musculares e do tecido nervoso, neste capítulo também analisaremos a importância da junção neuromuscular e o papel exercido pelo neurônio na estimulação e contração da fibra muscular estriada esquelética.

6.1 Tecido muscular

Os três tipos de tecido muscular são derivados do folheto embrionário, o mesoderme. Durante o desenvolvimento embrionário, o mesoderme se diferencia em um tecido embrionário denominado mesênquima, formado por células mesenquimais indiferenciadas (CMI) e uma matriz extracelular. Essas células indiferenciadas se diferenciam por um processo de alongamento gradativo, com simultânea síntese de proteínas filamentosas, dando origem aos três tipos de células musculares.

As células mesenquimais indiferenciadas se alongam e se fundem para formar as células musculares estriadas esqueléticas, resultando em uma célula alongada com muitos núcleos posicionados em sua periferia. Para formar as células musculares estriadas cardíacas, uma ou duas células mesenquimais indiferenciadas se alongam e formam uma célula com um ou dois núcleos centrais, além de ramificações em suas extremidades. Na formação de uma célula muscular lisa, apenas uma célula mesenquimal indiferenciada se diferencia em uma célula fusiforme, isto é, alongada e com extremidades mais estreitas que a região central da célula.

Após essa diferenciação celular, cada tipo de célula muscular se une para formar os respectivos tecidos musculares: o tecido muscular estriado esquelético, o tecido muscular estriado cardíaco e o tecido muscular liso.

A Figura 6.1, a seguir, mostra os três tipos de tecido muscular: tecido muscular estriado cardíaco (miocárdio do coração), tecido muscular liso (trato intestinal) e tecido muscular estriado esquelético (músculo do pé).

Figura 6.1 Tecido muscular estriado cardíaco, tecido muscular liso e tecido muscular estriado esquelético

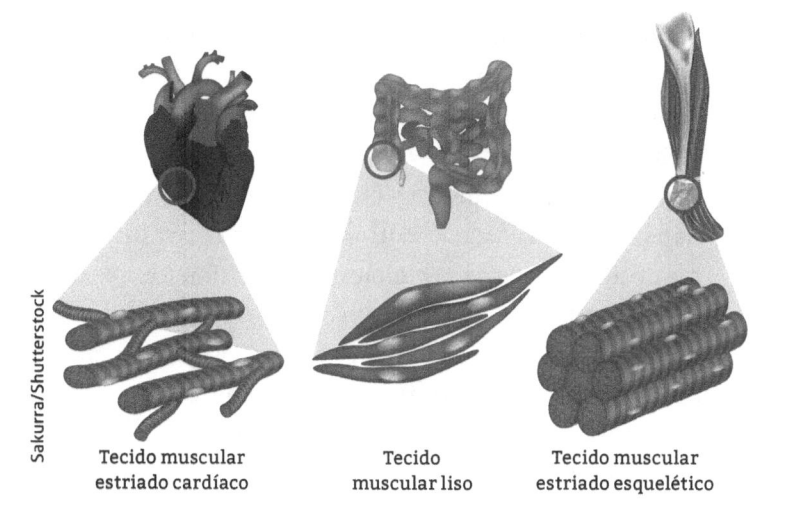

Tecido muscular estriado cardíaco

Tecido muscular liso

Tecido muscular estriado esquelético

Na seção "Anexos", estão disponíveis micrografias mostrando os três tipos de tecidos musculares: o tecido muscular estriado esquelético (Figura J), o tecido muscular estriado cardíaco (Figura K) e o tecido muscular liso (Figura L).

As estruturas das células musculares recebem nomes especiais: a membrana plasmática é denominada *sarcolema*; o citoplasma é o *sarcoplasma*; o retículo endoplasmático liso se torna *retículo sarcoplasmático*, e a mitocôndria passa a se chamar *sarcossoma*.

Nas fibras musculares esqueléticas, o sarcômero é a unidade funcional das fibras musculares estriadas.

Os sarcômeros (Figura 6.2) são delimitados por dois discos densos e finos denominados *discos* ou *linhas Z*. A partir deles e correndo para o centro do sarcômero, existem filamentos finos de actina e que formam duas regiões claras (isotrópicas) chamadas bandas I. No centro do sarcômero e nunca ligados aos discos Z são encontrados os filamentos grossos de miosina, os quais formam uma faixa larga e densa no centro do sarcômero denominada *banda A* (anisotrópica).

- Banda A: banda escura ou anisotrópica, formada por filamentos de miosina.
- Banda H: divide a banda A em duas metades (no centro da banda).
- Linha M: linha que divide a linha H em dois.
- Banda I: banda clara ou isotrópica formada por filamentos de actina e pelas proteínas tropomiosina (composta de duas cadeias polipeptídicas enroladas uma na outra e que formam uma molécula longa e fina com comprimento de 40 mm) e troponina, um complexo de três subunidades: a TnT, que se liga fortemente à tropomiosina; a TnC, que revela grande afinidade pelos íons cálcio; e a TnI, que cobre o sítio ativo da actina onde ocorre a interação entre actina e miosina.
- Disco ou linha Z: linha transversal escura, que aparece no centro de cada Banda I, formada por filamentos intermediários (desmina).

Figura 6.2 Organização de um sarcômero

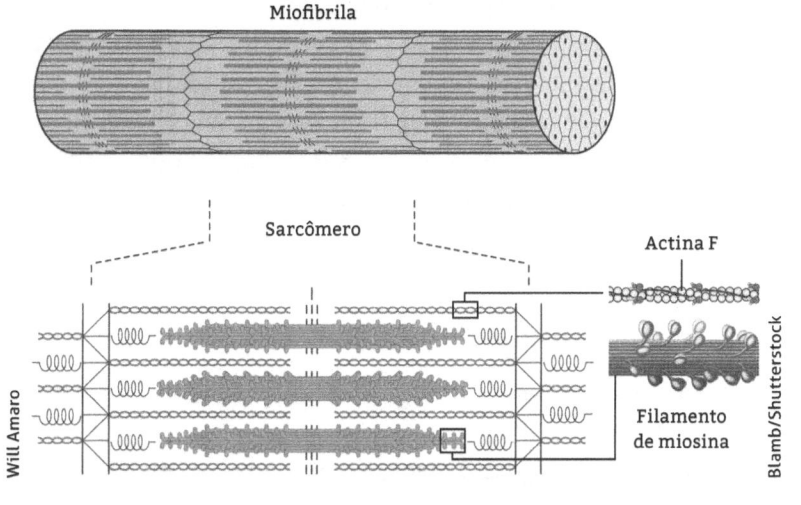

Além dos componentes do sarcômero, é importante destacar alguns constituintes encontrados no sarcoplasma das fibras esqueléticas e suas respectivas funções, tais como:

- o retículo endoplasmático rugoso e os ribossomos, encontrados em pequenas quantidades;
- o retículo sarcoplasmático, uma rede de cisternas que envolve grupos de miofilamentos separados em feixes cilíndricos e que regulam o fluxo de cálcio utilizado na contração muscular e no relaxamento;
- o sistema T ou sistema de túbulos transversais, composto por uma rede de invaginações tubulares do sarcolema, cujos ramos envolvem as junções da banda A e da banda I de cada sarcômero. Esse sistema é responsável pela contração uniforme de cada fibra esquelética.

No sarcoplasma, ainda são encontrados grânulos de glicogênio constituindo de 0,5% a 1% do peso do músculo, os quais atuam como depósitos de energia para a contração muscular, além da mioglobina, uma proteína que capta oxigênio do sangue e o armazena nas fibras musculares.

Todos esses componentes são importantes, pois participam de forma efetiva nos processos da contração muscular.

A Figura 6.3, a seguir, mostra um esquema de uma fibra muscular e seus componentes: sarcolema (membrana plasmática); retículo sarcoplasmático (retículo endoplasmático liso); sarcoplasma (citoplasma); túbulos transversos (invaginações do sarcolema); miofibrilas formadoras do sarcômero.

Figura 6.3 Esquema de uma fibra muscular e seus componentes

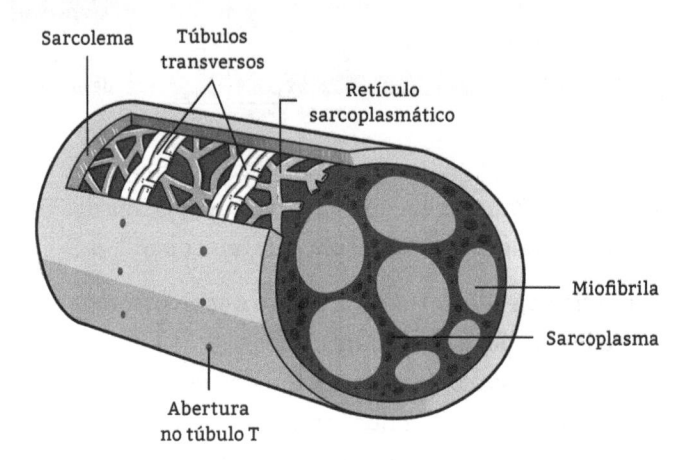

6.1.1 Tecido muscular estriado esquelético

O tecido muscular estriado esquelético é o principal tecido do músculo estriado esquelético. A maioria dos músculos esqueléticos se encontram fixados aos ossos do esqueleto. A contração de suas fibras exerce uma força sobre os ossos, resultando em movimento.

Esse tecido é formado por feixes de células cilíndricas muito longas e com muitos núcleos (multinucleadas) posicionados na periferia das células. Em seu sarcoplasma, ele apresenta pequenos túbulos T próximos a cisternas grandes de retículo sarcoplasmático, formando tríades, além de conter poucos sarcomossomas, bem como retículo endoplasmático rugoso e aparelho de Golgi pouco desenvolvidos. Como fonte de energia, utiliza o glicogênio e ácidos graxos. A contração desse tecido é rápida e voluntária.

Para a formação do tecido muscular estriado esquelético, são encontrados três tipos de bainhas conjuntivas: o endomísio, um tecido conjuntivo frouxo e delicado circundando intimamente cada fibra muscular e que contém capilares; o perimísio, que cinge os feixes de fibras musculares (os fascículos) e serve de trajeto para os vasos sanguíneos maiores; e o epimísio, um tecido conjuntivo relativamente denso que circunda o músculo.

Ao ocorrer uma lesão no tecido muscular estriado esquelético, este se regenera parcialmente através das células satélites presentes no endomísio. Essas células se encontram inativas, e no caso de uma lesão, são estimuladas a entrar em atividade e se dividir por mitose. As células resultantes dessa mitose se unem e dão origem a uma nova fibra muscular estriada esquelética.

A Figura 6.4, a seguir, apresenta as bainhas conjuntivas endomísio, perimísio e epimísio, que atuam na formação do músculo estriado esquelético.

Figura 6.4 Bainhas conjuntivas: endomísio, perimísio e epimísio

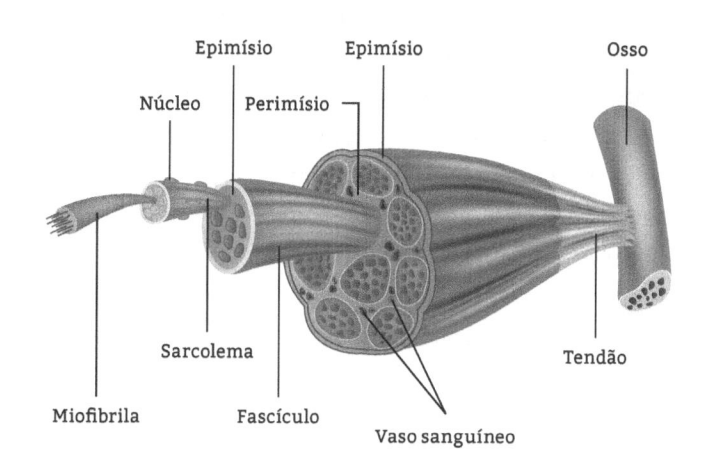

6.1.2 Tecido muscular estriado cardíaco

O tecido muscular estriado cardíaco forma o músculo cardíaco presente em uma das camadas formadoras do coração, o **miocárdio**.

O tecido muscular estriado cardíaco possui células alongadas e ramificadas, com um ou dois núcleos centrais. Essas células são unidas por discos intercalares, estruturas exclusivas desse tecido e que aparecem ao microscópio óptico como linhas transversais dispostas em intervalos irregulares ao longo da fibra. Tais discos são formados por três tipos de junções: junção aderente, desmossomos e junção comunicante.

O sarcômero é semelhante ao da fibra muscular estriada esquelética, porém, os túbulos T são maiores, e as cisternas do retículo sarcoplasmático são menores do que na fibra esquelética. Diferente da fibra muscular estriada esquelética, na fibra cardíaca existe apenas uma expansão de túbulo T e uma cisterna de retículo sarcoplasmático, formando uma díade, em vez de tríade.

As células musculares estriadas cardíacas apresentam ainda muitos sarcossomas, além de um retículo endoplasmático rugoso e um aparelho de Golgi pouco desenvolvidos. Como fonte de energia, essas células utilizam ácidos graxos e glicogênio.

Cada uma das células é revestida pelo endomísio, bainha de tecido conjuntivo frouxo que contém capilares sanguíneos.

Caso ocorra alguma lesão nas células musculares estriadas cardíacas, não há regeneração da região lesionada, apenas a formação de uma cicatrização constituída de tecido conjuntivo denso e rica em fibras colágenas, produzidas por fibroblastos que invadem o local da lesão.

Observe a a Figura 6.5, a seguir, que traz a representação de uma fibra muscular estriada cardíaca mostrando o núcleo central de uma célula e o disco intercalar que une uma célula à outra.

Figura 6.5 Fibra muscular estriada cardíaca

Núcleo

Disco intercalar

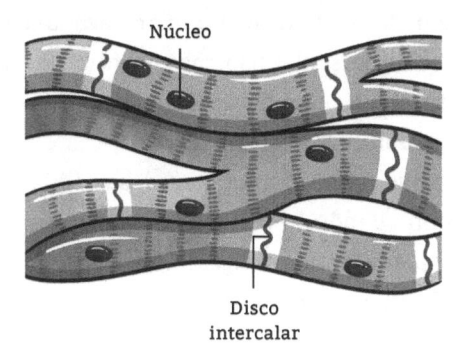

A insuficiência cardíaca congestiva (ICC) apresenta como característica a falência do coração, que se torna incapaz de impulsionar um volume de sangue necessário ao organismo. No infarto agudo do miocárdio (IAM), ocorre uma lesão irreversível e necrose do miocárdio, caracterizando a morte de uma região do coração e que pode ser de pequena ou grande extensão. Para evitar a insuficiência cardíaca como o infarto do miocárdio, são sugeridas algumas recomendações de prevenção, tais como a prática regular de atividades físicas. Cabe lembrar que todas as medidas de prevenção devem ser acompanhadas por profissionais capacitados para uma orientação adequada (Rosauro, 2000).

6.1.3 Tecido muscular liso

O tecido muscular liso é encontrado formando camadas nas paredes de órgãos viscerais como estômago, intestino, vesícula biliar e bexiga urinária, entre outros, além de estar presente também nas artérias.

Esse tecido é formado por aglomerados de células fusiformes sem estrias transversais e com um núcleo central. No sarcoplasma da célula, há um retículo sarcoplasmático pouco desenvolvido e sem envolvimento com o armazenamento de cálcio, pois as organelas responsáveis por armazenar o cálcio são os calvéolos. No tecido musculas liso, são encontrados, ainda, alguns sarcossomas e um aparelho de Golgi pouco desenvolvido, e não há presença de túbulos T.

Apesar de não possuir sarcômeros, as células musculares lisas apresentam a banda A formada por miosina e a banda I composta por actina, tropomiosina e calmudolina.

Na ocorrência de uma lesão no músculo liso, as células musculares lisas revelam capacidade total de regeneração desse músculo. No local da lesão, as células entram em processo de mitose e regeneram o tecido. Outras células que também pode participar do processo de reconstrução tecidual são os pericitos, células conjuntivas que se encontram em torno dos vasos sanguíneos de menor calibre. Elas se dividem por mitose e, em seguida, diferenciam-se em células musculares lisas.

Observe a Figura 6.6, a seguir, que traz uma representação de uma fibra muscular lisa relaxada e contraída.

Figura 6.6 Fibra muscular lisa relaxada e contraída

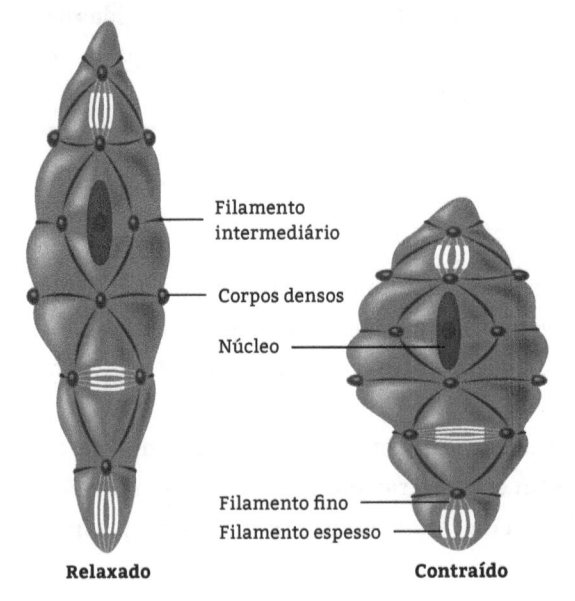

Na sequência, apresentamos um quadro comparativo (Quadro 6.1) entre os três tipos de tecido musculas analisados neste capítulo até o momento.

Quadro 6.1 Comparação entre os três tipos de tecido muscular

Caracte-rísticas	Tecido muscular estriado esquelético	Tecido muscular estriado cardíaco	Tecido muscular liso
Contração	Voluntária e rápida	Involuntária, rítmica e espontânea	Involuntária, lenta e vigorosa
Forma das Células	Longa e cilíndrica	Ramificada	Fusiforme, sem estrias transversais
Núcleo	Muitos e periféricos	Um a dois núcleos centrais	Um núcleo central
Túbulo T	Pequeno e envolvido na formação de tríades	Grande e envolvido na formação de díades	Sem túbulo T
Retículo Sarcoplas-Mático	Bem desenvolvido, com cisternas terminais	Pouco desenvolvido, com alguns pequenos terminais	Pouco desenvolvido, mas não envolvido no armazenamento de cálcio (calvéolos)
Sarcômeros	Sim	Sim	Não
Filamentos Finos	Actina, tropomiosina e troponina	Actina, tropomiosina e troponina	Actina, tropomiosina e calmudolina
Filamentos Espessos	Miosina	Miosina	Miosina
Ligação do Cálcio	Troponina C	Troponina C	Calmudolina
Outros elementos do Sarcoplasma	Poucas mitocôndrias, retículo endoplasmático rugoso e aparelho de Golgi pouco desenvolvidos	Muitas mitocôndrias, retículo endoplasmático rugoso e aparelho de Golgi pouco desenvolvidos	Algumas mitocôndrias, retículo endoplasmático rugoso e aparelho de Golgi pouco desenvolvidos

(continua)

(Quadro 6.1 – conclusão)

Caracte-rísticas	Tecido muscular estriado esquelético	Tecido muscular estriado cardíaco	Tecido muscular liso
Fonte de Energia	Glicogênio e áci-dos graxos	Ácidos graxos na forma de triglice-rídios e glicogênio	Glicogênio
Junções celulares	Nenhuma	Discos interca-lares e junções *gap*, aderente e desmossomos	Nenhuma
Bainhas conjuntivas	Epimísio, perimí-sio e endomísio	Bainha de tecido conjuntivo e endomísio	Bainha de tecido conjuntivo e endomísio
Capacidade de Regene-ração	Parcialmente pelas células satélites	Nenhuma	Sim

Fonte: Elaborado com base em Junqueira; Carneiro, 2017; Gartner; Hiatt, 2017.

6.2 Tecido nervoso

O tecido nervoso se origina do folheto embrionário ectoderme. É formado por células altamente especializadas, os neurônios, e pelas células da glia (Figura M, disponível na seção "Anexos"), responsáveis por sustentar os neurônios e participar de outras funções importantes.

6.2.1 Neurônio

O neurônio é constituído por um corpo celular, múltiplos dendri-tos e um único e longo prolongamento, o axônio.

Observe as partes do neurônio na Figura 6.7: os dendritos, que partem do corpo celular e se ramificam, o núcleo presente no corpo celular e o axônio, revestido pela bainha de melina, bem como suas terminações axonais.

Figura 6.7 Neurônio e suas partes

- Dendritos
- Núcleo
- Bainha de mielina
- Axônio
- Terminais do axônio

gritsalak karalak/Shutterstock

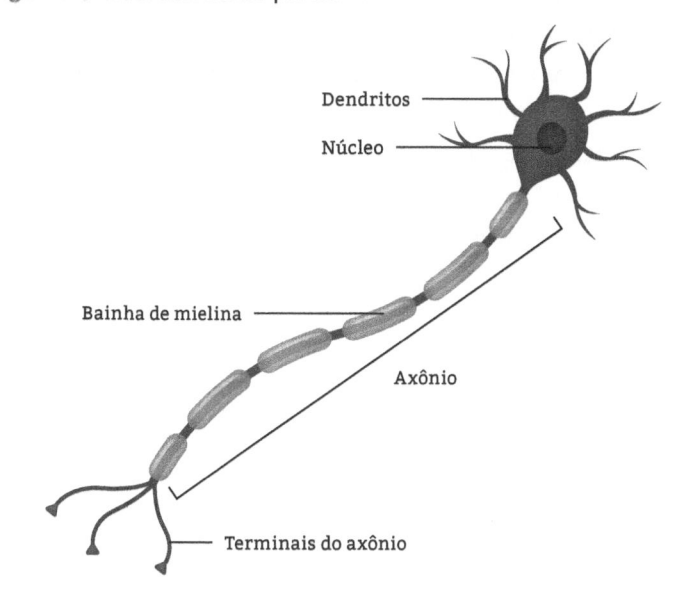

O corpo celular do neurônio também é chamado de **pericário**. Nessa região da célula há um núcleo esférico e central e um nucléolo. São encontrados, ainda, grumados visíveis ao microscópio óptico denominados corpúsculos de Nissl, formados por agregados de cisternas paralelas com polirribossomos livres entre elas.

No corpo celular também existem mitocôndrias em quantidades moderadas, neurofilamentos com aproximadamente 10 nm de diâmetro e formando as neurofibrilas, além de microtúbulos com aproximadamente 24 nm de diâmetro, os quais são semelhantes aos que estão presentes em outros tipos celulares. O aparelho de Golgi é encontrado somente no pericário, sendo constituído por grupos de cisternas localizadas em torno do núcleo.

Em alguns neurônios, há grânulos de melanina e, com pouca frequência, pigmentos de lipofucscina de cor parda, contendo lipídios que se acumulam com o passar dos anos, os quais consistem em resíduos de material parcialmente digerido pelos lisossomos.

Os dendritos são numerosos na maioria das células nervosas. Aumentam a superfície celular, possibilitando o recebimento e a integração dos impulsos trazidos pelos numerosos terminais axônicos. A composição dos dendritos é semelhante à do corpo celular, porém, eles não apresentam aparelho de Golgi. Geralmente, são curtos e se ramificam. Ainda, revelam pequenas projeções citoplasmáticas, os espinhos ou gêmulas, que geralmente correspondem a locais de contatos sinápticos.

Comumente denominado fibra nervosa, o axônio é um cilindro de comprimento e diâmetro variáveis, conforme o tipo de neurônio, sendo que cada neurônio possui apenas um único axônio. Alguns axônios são curtos, mas, na maioria dos casos, eles são mais longos do que os dendritos da mesma célula.

O axônio se inicia em uma região do corpo celular através de uma estrutura cônica denominada cone de implantação, região pobre em polirribossomos e retículo endoplasmático rugoso. No axoplasma (citoplasma do axônio) são encontradas poucas mitocôndrias, cisternas do retículo endoplasmático liso, microtúbulos e neurofliamentos. A porção final do axônio é denominada telodendro, região geralmente muito ramificada.

Para que as organelas e moléculas possam ser transportadas ao longo do neurônio, ocorrem dois tipos de movimentos denominados fluxos: o anterógrado e o retrógrado. No fluxo anterógrado, os movimentos acontecem através de uma proteína motora denominada cinesina, responsável por transportar moléculas proteicas do corpo celular para o axônio. Por sua vez, no fluxo retrógrado, a proteína motora é a dineína, que transporta do axônio para o corpo celular diversas moléculas e material resultante do processo de endocitose, como, por exemplo, vírus e toxinas, para que possam ser destruídas pelos lisossomos presentes no corpo celular.

As proteínas dineína (fluxo retrógrado) e cinesina (fluxo anterógrado) prendem vesículas contendo materiais, organelas ou moléculas e caminham sobre os microtúbulos com gasto de energia.

6.2.2 Células da glia ou neuroglia

Em contato com os neurônios, no tecido nervoso presente no sistema nervoso central são encontradas as **células da glia** ou **neuroglia**, entre as quais estão os astrócitos, as células da micróglia, os oligodendrócitos e as células ependimárias. As únicas células da glia presentes no tecido nervoso do sistema nervoso periférico são as células de Schwann.

A Figura 6.8, exposta na sequência, ilustra uma interação entre o neurônio e as células da glia.

Figura 6.8 Interação do neurônio com as células da glia

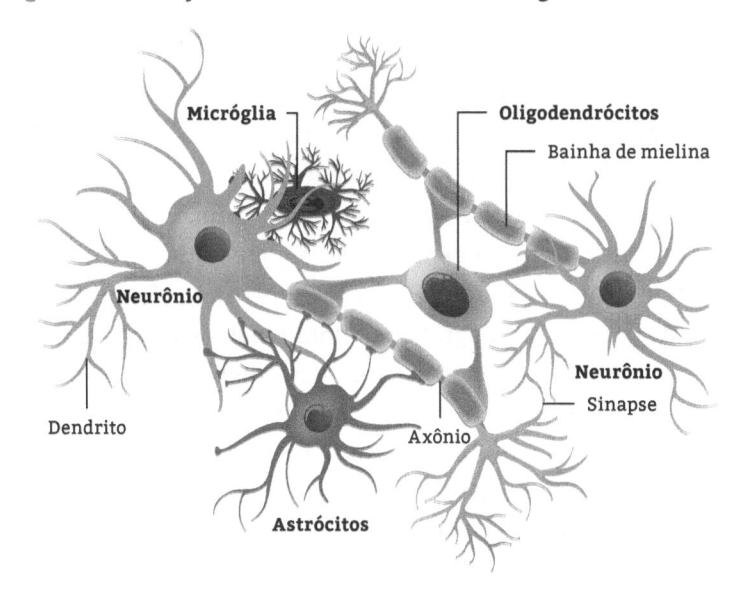

6.2.2.1 Astrócitos

As maiores células da neuróglia, os astrócitos apresentam núcleos maiores e prolongamentos centrais, bem como citoplasma claro, pobre em organelas e rico em filamentos intermediários. Seus prolongamentos envolvem completamente os capilares sanguíneos, formando junções oclusivas para constituir uma barreira hematoencefálica.

Os astrócitos também dirigem seus prolongamentos para formar uma camada localizada no tecido do sistema nervoso central (encéfalo e medula). Esse revestimento cria um compartimento funcional para o tecido nervoso, com moléculas e íons adequados ao bom funcionamento dos neurônios.

Existem dois tipos de astrócitos: os protoplasmáticos, encontrados na substância cinzenta, e os fibrosos, presentes na substância branca e que participam do processo de cicatrização do tecido nervoso.

6.2.2.2 Oligodendrócitos

Os oligodendrócitos são células menores que os astrócitos e possuem poucos prolongamentos. São encontrados tanto na substância branca como na substância cinzenta presentes nos órgãos pertencentes ao sistema nervoso central.

O citoplasma dessas células é mais rico em organelas e contém um núcleo relativamente pequeno, abundante retículo endoplasmático rugoso, muitos ribossomos livres e mitocôndrias, além de um aparelho de Golgi. Nos prolongamentos celulares e em torno do núcleo, são encontrados microtúbulos. Na substância cinzenta, os oligodendrócitos se encontram próximos aos neurônios, constituindo as células satélites. As alterações químicas provocadas por um estímulo ocorrem nas duas células, pois elas apresentam interdependência em seu metabolismo. São responsáveis pela formação das bainhas de mielina do sistema nervoso central. Um único oligodendrócito pode assegurar a mielinização de vários axônios.

6.2.2.3 Células da micróglia

As células da micróglia possuem corpo alongado e pequeno, com núcleo denso e bem alongado, e estão presentes em quantidades menores no tecido nervoso. Apresentam prolongamentos curtos, cobertos por saliências finas com aspecto espinhoso. São encontradas tanto na substância branca como na substância cinzenta. Trata-se de células que desempenham funções semelhantes aos macrófagos encontrados no tecido conjuntivo – por isso, são consideradas o macrófago do tecido nervoso.

6.2.2.4 Células ependimárias

As **células ependimárias** são colunares baixas a cuboides e apresentam ramificações. Elas revestem as cavidades do encéfalo e da medula e estão em contato com o líquido cefalorraquidiano encontrado nessas cavidades.

A Figura 6.9, apresentada em seguida, ilustra as células da glia recém-abordadas: o oligodendrócito, a micróglia, as células ependimárias e o astrócito, além das células de Schwann.

Figura 6.9 Células da glia

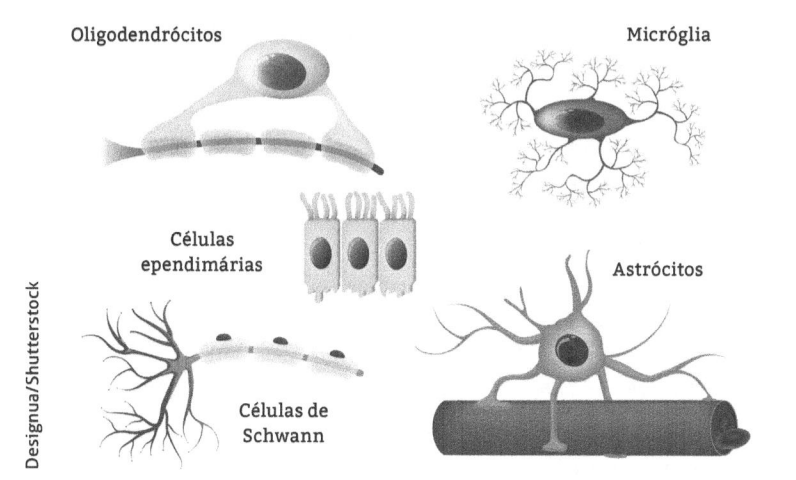

6.3 Potencial de ação

Na membrana plasmática do neurônio, há a presença de canais ou bombas responsáveis pelo transporte de íons tanto para dentro quanto para fora da célula. Normalmente, existem íons Na^+

(sódio) e K+ (potássio) em ambos os lados da membrana plasmática. A bomba de sódio se ocupa mais em repelir o Na+ do que em absorvê-lo, resultando num acúmulo desses íons maior na face externa da membrana do que na interna. O contrário acontece com os íons K+: sua ocorrência é maior do lado de dentro do que fora da membrana.

Os íons Na+ são bombeados do interior do citoplasma do axônio (axoplasma) para fora do neurônio, fazendo com que a concentração desse íon permaneça mais baixa do que a do íon no fluído extracelular. Já a concentração de K+ é mantida mais alta no interior do axoplasma do que no fluído extracelular. Com isso, ocorre uma diferença de potencial de –65 mV através da membrana, sendo que o interior fica mais negativo em relação ao exterior – trata-se do potencial de repouso de membrana.

Com a estimulação do neurônio, os canais se abrem, permitindo um rápido influxo do Na+ extracelular que modifica o potencial de membrana de –65 mV para +30 mV. Como o interior do neurônio se torna positivo em relação ao meio extracelular, ocorre o potencial de ação ou impulso nervoso. Porém, o potencial de +30 mV fecha os canais de Na+, e a membrana do axônio se torna impermeável ao Na+.

No axônio, em poucos milissegundos a abertura dos canais de K+ modifica a situação iônica. Em virtude da alta concentração intracelular de K+, esse íon sai do axônio por difusão, e o potencial volta a ser –65 mV, terminando, assim, o potencial de ação.

É importante destacar que esse evento ocorre apenas em uma pequena porção da membrana plasmática do axônio, porém, o potencial de ação se propaga por todo o axônio.

Quando o potencial de ação chega à terminação do axônio, dá-se uma breve abertura dos canais de Ca++, e a entrada desses íons promove a exocitose das vesículas sinápticas, com liberação dos neurotransmissores.

A Figura 6.10, a seguir, ilustra a estrutura de uma sinapse química, um mecanismo de liberação de neutrotransmissores.

Figura 6.10 Estrutura de uma sinapse química

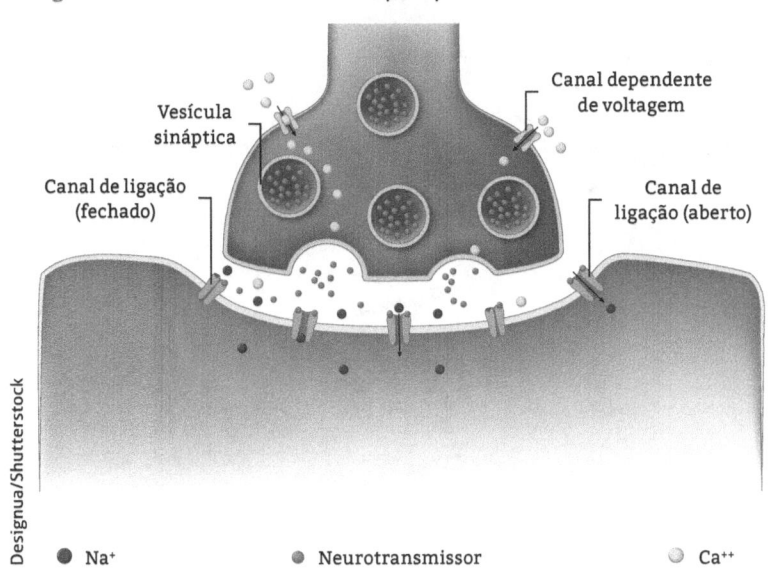

- Vesícula sináptica
- Canal dependente de voltagem
- Canal de ligação (fechado)
- Canal de ligação (aberto)
- ● Na^+
- ● Neurotransmissor
- ○ Ca^{++}

A sinapse é uma junção celular específica que permite a comunicação entre as células. Uma substância transmissora ou neurotransmissor é secretada de maneira altamente localizada por uma célula e recebida exclusivamente por outra.

Os neurotransmissores estimulam ou inibem outros neurônios ou células musculares ou células de algumas glândulas.

A sinapse é constituída por um terminal axônico denominado terminal pré-sináptico, responsável por trazer o sinal; também, por um espaço muito delgado, a fenda sináptica; além de uma região na superfície de outra célula em que é gerado um novo sinal, denominada região pós-sináptica, que recebe o sinal.

No terminal pré-sináptico, ocorre a presença de vesículas sinápticas que contêm os neurotransmissores e uma quantidade maior de mitocôndrias.

Observe, na Figura 6.11, uma representação de mecanismos de liberação de neutransmissores, que são empacotados em vesículas sinápticas transmitindo sinais de um neurônio para uma célula-alvo através de uma sinapse.

Figura 6.11 Mecanismos de liberação de neurotransmissores

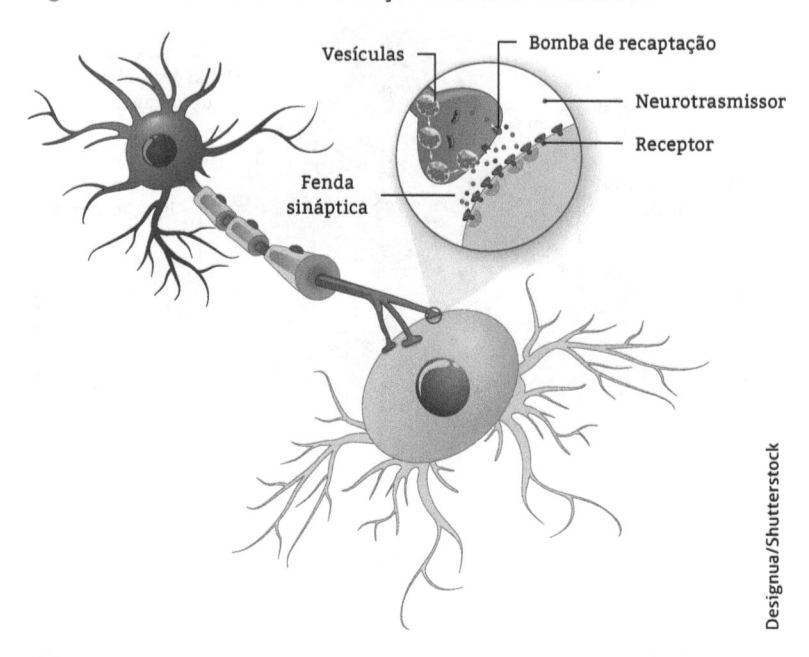

Vesículas
Bomba de recaptação
Neurotrasmissor
Receptor
Fenda sináptica

Designua/Shutterstock

6.4 Junção neuromuscular

A junção neuromuscular possibilita a um axônio motor estimular a contração de uma fibra muscular esquelética, uma placa ramificada plana conhecida como placa motora terminal.

O músculo esquelético possui uma terminação nervosa eferente em cada fibra muscular. Cada neurônio motor inferior supre várias fibras musculares por todo o músculo, assegurando que suas contrações envolverão todo o músculo, e não apenas algumas regiões dele.

O contato estabelecido por ramos terminais do axônio com o músculo é denominado placa motora, e o conjunto do neurônio e das células musculares que ele inerva recebe o nome de unidade motora ou neuromotora. Um único neurônio motor pode estar em contato com um número de fibras musculares que vai de unidades a centenas ou mais. Os impulsos eferentes de um neurônio fazem com que todas as fibras musculares da unidade se contraiam totalmente, e se esse neurônio não produz impulsos, nenhuma das fibras se contrai. Portanto, a força da contração de um músculo esquelético está relacionada ao número de unidades motoras que participam da contração.

Observe, na Figura 6.12, a seguir, a representação de uma interação entre um neurônio e as células musculares estriadas esqueléticas.

Figura 6.12 Interação de um neurônio com as células musculares estriadas esqueléticas

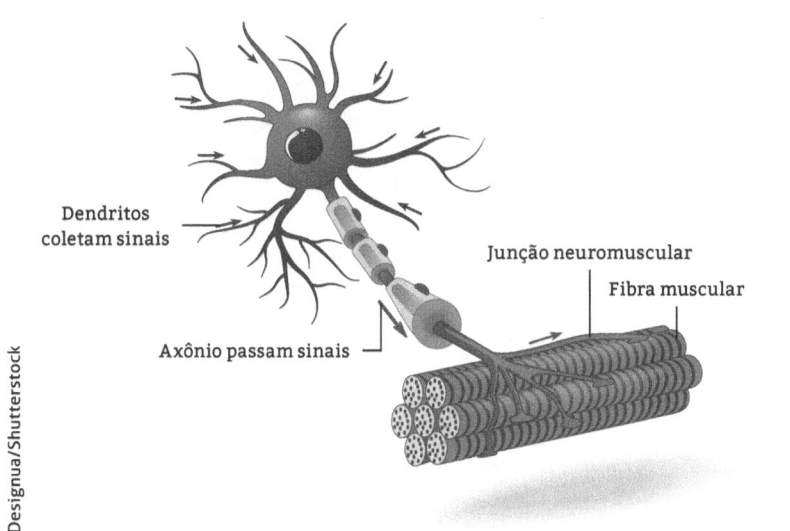

6.5 Contração muscular

Para que haja contração muscular, é necessário que a fibra do nervo motor receba um impulso nervoso, a fim de que ocorra a liberação de acetilcolina, que se encontra armazenada em vesículas no terminal axônico.

A acetilcolina se difunde pela fenda sináptica e se prende aos receptores situados no sarcolema (membrana plasmática da fibra muscular), que fica mais permeável ao sódio, resultando na despolarização do sarcolema.

A sinapse (Figura 6.13) é uma junção celular específica que permite a comunicação entre as células. Uma substância transmissora é secretada de maneira altamente localizada por uma célula e recebida exclusivamente por outra.

Figura 6.13 Sinapse

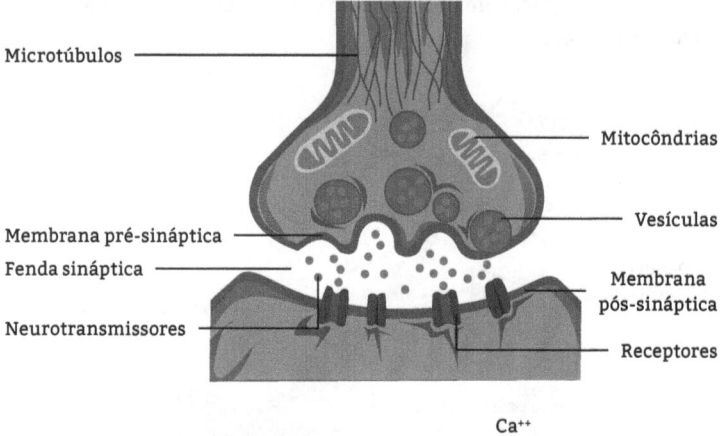

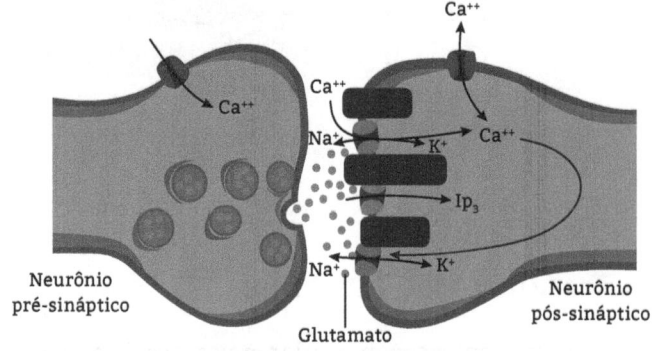

A despolarização provocada pelo estímulo nervoso no sarcolema é contínua ao sistema de túbulo T e ao retículo sarcoplasmático, provocando a liberação passiva dos íons Ca^{++} no interior da fibra muscular.

Tais íons presentes no citoplasma se ligam à porção TnC da troponina, provocando a mudança da configuração das três subunidades da troponina e levando a tropomiosona a ser empurrada, expondo o local em que a miosina se liga à actina.

A combinação dos íons Ca^{++} com a subunidade TnC ativa o complexo miosina-ATP. O ATP liga-se à ATPase das cabeças da miosina, a qual necessita de actina como um cofator para poder atacar a molécula de ATP e liberar energia. No músculo em repouso, a miosina não pode se associar à actina, pois o complexo de tropomiosina e troponina cobre o local de ligação.

Quando a cabeça da miosina se liga à actina e o ATP é convertido em ADP + Pi (fosfato inorgânico) e energia, a cabeça e parte do bastão da miosina se deformam. Esse movimento da cabeça da miosina empurra o filamento de actina, deslizando-o sobre o filamento de miosina.

Esse processo se repete muitas vezes, durante um ciclo de contração que leva a uma sobreposição dos filamentos de actina e miosina e ao encurtamento da fibra muscular. A união de uma nova molécula de ATP determina a volta da cabeça de miosina para sua posição normal. Quando a despolarização cessa, o cálcio é transportado com gasto de energia (processo ativo) para dentro das cisternas do retículo sarcoplasmático, interrompendo, assim, a contração. Portanto, uma única contração é o resultado de milhares de ciclos de formação e destruição de pontes de actina e miosina.

ııı *Síntese*

Neste capítulo, abordamos que os três tipos de tecidos musculares e o tecido nervoso são importantes para o desempenho de diversas funções. O tecido muscular estriado esquelético, junto com o esqueleto, possibilita os movimentos e o deslocamento corporal. O tecido muscular estriado cardíaco forma uma das camadas do coração, o miocárdio, e bombeia o sangue responsável por transportar oxigênio e nutrientes para diferentes tipos de células. O tecido muscular liso, presente em diferentes órgãos, auxilia no desempenho de diversas funções, através de seus movimentos peristálticos. E o tecido nervoso é onde estão os neurônios, células condutoras de impulsos nervosos fundamentais para o funcionamento não só dos tecidos musculares e glandulares, mas de todo o organismo.

Indicações culturais

O ÓLEO de Lorenzo. Direção: George Miller. EUA, 1992. 135 min.

Procure assistir ao filme *O óleo de Lorenzo*, que conta a história real de um menino de oito anos que possui uma doença rara chamada adrenoleucodistrofia (ALD). Trata-se de uma doença genética ligada ao cromossomo X e que causa doenças neurológicas pelo acúmulo de ácidos graxos de cadeias muito longas, os quais provocam uma desestabilização da bainha de mielina, afetando, com isso, a transmissão de impulsos nervosos. A ALD provoca problemas de percepção, perda da fala, da visão e da memória e pode levar seu portador a um estado vegetativo seguido de óbito.

Atividades de autoavaliação

1. O tecido nervoso é fundamental para o funcionamento do nosso corpo. Sem ele, não seríamos capazes de responder aos estímulos do meio, raciocinar e nem mesmo nos locomover. Assim sendo, assinale a alternativa **incorreta** a respeito do tecido nervoso:
   a) É composto por pouca substância intercelular.
   b) É formado exclusivamente por neurônios, células responsáveis por transmitir os impulsos nervosos.
   c) O dendrito é uma das partes do neurônio.

d) Recebe informações do meio e também as processa e gera respostas.
e) Origina-se do folheto embrionário ectoderme.

2. Sobre os tecidos musculares, avalie as afirmativas a seguir:
   I. Todos os tecidos musculares estriados realizam contração rápida e voluntária.
   II. O tecido muscular estriado esquelético é formado por fibras com muitos núcleos periféricos.
   III. As fibras lisas possuem fibras estriadas e involuntárias.
   IV. O tecido muscular estriado cardíaco é formado por fibras com um ou dois núcleos centrais.

   Agora, assinale a alternativa correta:
   a) Somente as afirmativas I, II e V são verdadeiras.
   b) Somente as afirmativas I e IV são verdadeiras.
   c) Somente a afirmativa I é verdadeira.
   d) Somente as afirmativas II e IV são verdadeiras.
   e) Somente as aafirmativas I, II e III são verdadeiras.

3. Sobre as células da glia, avalie as assertivas que seguem:
   I. Os astrócitos são encontrados entre os capilares sanguíneos e os neurônios, formando uma importante barreira de proteção.
   II. A micróglia faz parte do sistema de defesa dos neurônios, fagocitando detritos e restos celulares presentes no tecido nervoso.
   III. As células ependimárias são móveis e desempenham uma importante defesa imunológica no sistema nervoso central.
   IV. Os oligodendrócitos desempenham a mesma função das células de Schwann ao formarem a bainha de mielina.

   A seguir, assinale a alternativa correta:
   a) Somente as afirmativas I e III são verdadeiras.
   b) Somente as afirmativas II, III e IV são verdadeiras.
   c) Somente as afirmativas I, II e IV são verdadeiras.

d) Todas as afirmativas são verdadeiras.
e) Somente as afirmativas I e II são verdadeiras.

4. O neurônio, a principal célula do tecido nervoso, é constituído por três partes, sendo que uma delas é considerada a principal. Assinale a alternativa correta que indica a principal parte do neurônio:
   a) Pericário.
   b) Dendrito.
   c) Axônio.
   d) Pericárdio.
   e) Telodendro.

5. Os componentes que fazem parte da banda A e da banda I dos músculos estriados são, respectivamente:
   a) Miosina e actina, tropomiosina e calmudolina.
   b) Calmudolina e tropomiosina, actina e miosina.
   c) Miosina e actina, troponina e tropomiosina.
   d) Actina e miosina, tropomiosina e troponina.
   e) Calmudolina e tropomiosina, actina e miosina.

Atividades de aprendizagem

Questões para reflexão

1. Explique o elemento responsável pela diferença entre os dois tecidos musculares estriados (esquelético e cardíaco) e o tecido muscular liso.

2. Alguns componentes são importantes para que ocorra a contração muscular. Comente sobre a importância do cálcio e do ATP nesse processo.

Atividade aplicada: prática

1. No dia 14 de março de 2018, faleceu, aos 76 anos, o cientista Stephen Hawking. Ele havia sido diagnosticado com esclerose lateral amiotrófica (ELA) aos 21 anos, uma doença neurodegenerativa ainda sem cura. A ELA é considerada uma enfermidade rara, atingindo pacientes a partir dos 50 anos em diante, sendo que, após o aparecimento da condição, apenas 10% dos pacientes vivem acima de 10 anos. Ela é o resultado de uma degeneração progressiva de neurônios, em especial dos que controlam as atividades motoras do corpo, e os primeiros sintomas são a perda de força e o endurecimento dos membros. Infelizmente, não é apenas a ELA que afeta os neurônios motores. Pesquise quais são as enfermidades ligadas aos neurônios motores e elabore uma tabela com suas principais informações.

Considerações finais

Ao finalizarmos este livro, reforçamos a relevância de conhecer os fundamentos básicos da biologia celular e da histologia e a inter-relação entre tais conhecimentos para o processo de ensino-aprendizagem aos discentes da área de educação física.

Os avanços tecnológicos e a construção de instrumentos como os microscópios possibilitaram a ampliação dos conhecimentos a nível molecular e morfológico, permitindo o reconhecimento dos diferentes tipos de células que compõem os seres vivos. Além disso, tornou-se possível comparar as células procariontes e as células eucariontes de animais ou vegetais e compreender como as células eucariontes se unem para formar os diferentes tecidos do organismo, contribuindo com outras disciplinas, como a Anatomia e a Fisiologia.

Para os profissionais de educação física, as noções aqui apresentadas serão úteis não só para a vida pessoal e profissional, mas, também, para garantir a compreensão e o respeito aos fundamentos atrelados à área.

Nesse sentido, cabe fazermos uma reflexão sobre a importância de buscar conhecimentos mais profundos, estabelecendo a relação entre as diferentes disciplinas que fazem parte da área de educação física, deixando um pouco de lado um ensino tradicional em que o professor apenas transmite conhecimentos e os alunos o recebem de forma passiva, sem muito comprometimento.

Há muitos temas referentes à educação física que fazem parte da área da saúde. Sendo assim, será preciso proporcionar harmonia e bem-estar para as pessoas que estarão praticando atividades físicas sob a sua responsabilidade.

Acreditamos que os textos desta obra, que tratam especificamente da biologia celular e da histologia, servem para que iniciemos uma reflexão profunda a respeito das questões que realmente preocupam os verdadeiros educadores da área de educação física no que se refere ao presente e ao futuro dessa profissão no Brasil.

Referências

ABREU, E. P. F. de **Hemidesmossomos**. 8 mar. 2011. Disponível em: <http://cienciasmorfologicas.blogspot.com/2011/03/hemidesmossomos.html>. Acesso em: 19 mar. 2019.

AGÊNCIA FAPESP. **Pesquisa revela como o exercício físico protege o coração**. 15 set. 2017. Disponível em: <http://www.confef.org.br/confef/comunicacao/clipping/1106>. Acesso em: 23 out. 2018.

ALBERTS, B. et al. **Biologia molecular da célula**. 6. ed. Porto Alegre: Artmed, 2017.

_____. **Fundamentos da biologia celular**. 3. ed. Porto Alegre: Artmed, 2011.

AQUINO, C. C. **Tecido epitelial**. 6 fev. 2012. Disponível em: <https://oimedicina.wordpress.com/2012/02/10/tecido-epitelial>. Acesso em: 10 dez. 2018.

ATLAS DE HISTOLOGÍA VEGETAL Y ANIMAL. **La célula**: citosol – citoesqueleto. 25 set. 2018. Disponível em: <https://mmegias.webs.uvigo.es/5-celulas/7-citoesqueleto.php>. Acesso em: 7 dez. 2018.

BARROS, V. L. de; CONCEIÇÃO, K. da S.; VIEIRA, J. J. A interdisciplinaridade na educação física escolar. **Fiep Bulletin**, v. 80, p. 1-5, 2010. Disponível em: <http://www.fiepbulletin.net/index.php/fiepbulletin/article/download/2126/4147>. Acesso em: 23 out. 2018.

BRASIL. Ministério da Educação. Conselho Nacional de Educação. Câmara de Educação Superior. Resolução n. 7, de 31 de março 2004. **Diário Oficial da União**, Brasília, DF, 5 abr. 2004. Disponível em: <http://portal.mec.gov.br/cne/arquivos/pdf/ces0704edfisica.pdf>. Acesso em: 4 dez. 2018.

BRASIL. Ministério da Saúde. Secretaria de Atenção à Saúde. Departamento de Atenção Básica. **Guia alimentar para a população brasileira**. 2. ed. Brasília, 2014. Disponível em: <http://bvsms.saude.gov.br/bvs/publicacoes/guia_alimentar_populacao_brasileira_2ed.pdf>. Acesso em: 18 MAR. 2019.

CARVALHO, H. F.; RECCO-PIMENTEL, S. M. **A célula 2001**. Barueri: Manole, 2001.

CUNHA, G. F. da. **Especializações da membrana plasmática**. 10 maio 2010a. Disponível em: <http://www.teliga.net/2010/05/especializacoes-da-membrana-plasmatica.html>. Acesso em: 6 dez. 2018.

_____. **Tecido muscular estriado cardíaco**. 3 jan. 2010b. Disponível em: <http://www.teliga.net/2010/01/tecido-muscular-estriado-cardiaco.html>. Acesso em: 11 dez. 2018.

DONHA, A. **Anatomia corpo humano**: parte 2. Disponível em: <http://www.ebah.com.br/content/ABAAAgh34AH/anatomia-corpo-humano-parte-2>. Acesso em: 11 dez. 2018.

ESPECIALIZAÇÃO da superfície apical das células. 18 maio 2011. Disponível em: <http://biologiacelularufg.blogspot.com/2011/05/especializacao-da-superficie-apical-das.html>. Acesso em: 6 dez. 2018.

EVANGELISTA, S. Esperança contra a leucemia. **Ciência Hoje**, 28 jan. 2016. Disponível em: <http://cienciahoje.org.br/esperanca-contra-a-leucemia>. Acesso em: 14 jan. 2019.

EXERCÍCIOS aeróbicos e anaeróbicos. Disponível em: <http://atividades-fisicas.info/exercicios-aerobicos-e-anaerobicos.html>. Acesso em: 4 dez. 2018.

FLAGELO bacteriano: teoria de Michael Behe não foi derrubada! – ciência real. 11 set. 2009. Disponível em: <https://www.xn seteantigoshept-1jb.com/2009/09/flagelo-bacteriano-teoria-de-michael.html>. Acesso em: 6 dez. 2018.

FONSECA, S. G. L. **Introdução ao metabolismo humano.** 14 jun. 2016. Disponível em: <https://profes.com.br/Solange_G._L._Fonseca/blog/metabolismo-humano>. Acesso em: 5 dez. 2018.

GARTNER, L. P.; HIATT, J. L. **Tratado de histologia em cores**. 4. ed. Rio de Janeiro: Guanabara Koogan, 2017.

HEIRICH, C. M.; SILVA, D. L. da. **Citoesqueleto**. 3 jul. 2012. Disponível em: <http://biocelnews.blogspot.com/2012/07/citoesqueleto.html>. Acesso em: 7 dez. 2018.

HISTOFISIOLOGIA neuromuscular. 24 set. 2013. Disponível em: <https://momentofisioex.wordpress.com/tag/sarcolema>. Acesso em: 11 dez. 2018.

HOLLOSZY, J. O. Biochemical Adaptations in Muscle: Effects of Exercise on Mitochondrial Oxigen Uptake and Respiratory Enzyme Activity in Skeletal Muscle. **Journal of Biological Chemistry**, v. 242, n. 9, p. 2278-2282, 10 maio 1967. Disponível em: <http://www.jbc.org/content/242/9/2278.full.pdf>. Acesso em: 14 jan. 2019.

JUNQUEIRA, L. C.; CARNEIRO, J. **Biologia celular e molecular**. 9. ed. Rio de Janeiro: Guanabara Koogan, 2012.

____. **Histologia básica**. 11. ed. Rio de Janeiro: Guanabara Koogan, 2008.

____. ____. 12. ed. Rio de Janeiro: Guanabara Koogan, 2013.

____. ____. 13. ed. Rio de Janeiro: Guanabara Koogan, 2017.

LAJUSTICIA, A. M. **Por qué el colágeno em los problemas de tendones, cartílagos y huesos**. 23 set. 2014. Disponível em: <http://www.amlsport.com/noticias/2014/09/23/por-que-el-colageno-en-los-problemas-de-tendones-cartilagos-y-huesos>. Acesso em: 10 dez. 2018.

LEITE, P. **Citoplasma e organelas**. 17 dez. 2016. Disponível em: <http://biologiaresumoss.blogspot.com/2016/12/citoplasma-e-organelas_17.html>. Acesso em: 6 dez. 2018.

LOLLO, P. C. B.; TAVARES, M. da C. G. C. F.; MONTAGNER, P. C. Educação física e nutrição. **Lecturas**: Educación Física y Deportes, Buenos Aires, ano 10, n. 79, dez. 2004. Disponível em: <http://www.efdeportes.com/efd79/nutricao.htm>. Acesso em: 23 out. 2018.

MAIOR, A. S. Regulação hormonal da ingestão alimentar: um breve relato. **Revista de Medicina**, Ribeirão Preto, v. 45, n. 3, p. 303-309, jul./set. 2012. Disponível em: <http://www.revistas.usp.br/rmrp/article/view/47663/51403>. Acesso em: 4 dez. 2018.

MARTINS, L. **Tecido nervoso**. [S.d.]. Disponível em: <https://www.infoescola.com/biologia/tecido-nervoso>. Acesso em: 12 dez. 2018.

MELDAU, D. C. **Junções intercelulares**. [S.d.]. Disponível em: <https://www.infoescola.com/histologia/juncoes-intercelulares>. Acesso em: 6 dez. 2018.

MELO, I. **A importância de beber água**. 5 jan .2016. Disponível em: <http://blogdotidi.blogspot.com/2016/01/nutricao-com-dra-iana-melo-importancia.html>. Acesso em: 5 dez. 2018.

MEMBRANA plasmática. 22 abr. 2015. Disponível em: <http://rededebiologia.blogspot.com/2015/04/membrana-plasmatica_22.html>. Acesso em: 18 mar. 2019.

MENDES, M. **Tecidos conjuntivos**. 12 out. 2009. Disponível em: <https://crentinho.wordpress.com/2009/10/12/tecidos-conjuntivos>. Acesso em: 10 dez. 2018.

MENEZES, A. T. **Interações célula-matriz**. Disponível em: <http://lab-siviero.icb.usp.br/biocel/modulos/interacoes-celula-matriz>. Acesso em: 14 jun. 2017.

MENEZES, H. P. S. **Anatomia dentária**. [S.d.]. Disponível em: <http://www.hs-menezes.com.br/anatomia_6.html>. Acesso em: 11 dez. 2018.

MORISCOT, A. S.; CARNEIRO, J.; ABRAHAMSOHN, P. A. **Histologia para fisioterapia e outras áreas de reabilitação**. Rio de Janeiro: Guanabara Koogan, 2004.

NEUHAUSS, B. **Estrutura do músculo esquelético**. 4 jun. 2009. Disponível em: <http://biodoexercicio.blogspot.com/2009/06/estrutura-do-musculo-esqueletico-os.html>. Acesso em: 7 dez. 2018.

OLIVEIRA DE DEUS, J. K.; ANUNCIAÇÃO, L. de S. **Retículo endoplasmático**: transportador de cálcio e movimento do músculo. 1 set. 2016. Disponível em: <http://saudecelulahumana.blogspot.com/2016/09/discentes-joyce-karolyne-oliveira-de.html>. Acesso em: 6 dez. 2018.

OMS – Organización Mundial de la Salud. Biblioteca electrónica de documentación científica sobre medidas nutricionales (eLENA). **Nutrientes**. Disponível em: <https://www.who.int/elena/nutrient/es>. Acesso em: 14 jan. 2019.

PANIZZA, R. **O que acontece com os ossos quando fazemos exercício físico?** 11 abr. 2017. Disponível em: <https://idosos.com.br/ossos-e-atividade-fisica/>. Acesso em: 14 jan. 2019.

PEREIRA, B. Biogênese mitocondrial e exercício físico: hipótese do acoplamento elétrico-transcripcional. **Revista Brasileira de Educação Física e Esporte**, v. 29, n. 4, p. 687-703, 2015. Disponível em: <http://www.scielo.br/pdf/rbefe/v29n4/1807-5509-rbefe-29-4-0687.pdf>. Acesso em: 4 dez. 2018.

RAMALHO, J. et al. **Tecido muscular**. [S.d.]. Disponível em: <http://www.museuescola.ibb.unesp.br/subtopico.php?id=2&pag=2&num=3&sub=20>. Acesso em: 11 dez. 2018.

RIBEIRO, C. A. de O.; REIS FILHO, H. S. dos; GRÖTZNER, S. R. **Técnicas e métodos para utilização prática em microscopia**. São Paulo: Santos, 2012.

RIBEIRO, K. D. K. da F. **A origem das mitocôndrias**. [S.d.]. Disponível em: <https://mundoeducacao.bol.uol.com.br/biologia/a-origem-das-mitocondrias.htm>. Acesso em: 7 dez. 2018.

ROSAURO, M. W. Aparelho cardiovascular. In: ROCHA, N. O. **Geração saúde**. São Paulo: Geração Saúde, 2000.

SANTOS, J. dos. **Biologia Enem – ATP**: adenosina trifosfato, a moeda energética das células. Disponível em: <https://blogdoenem.com.br/biologia-enem-atp-moeda-energetica-celulas>. Acesso em: 5 dez. 2018a.

_____. **Revise os tipos de tecido conjuntivo (aula 1) – Biologia Enem**. Disponível em: <https://blogdoenem.com.br/biologia-enem-tecido-conjuntivo>. Acesso em: 5 dez. 2018b.

SANTOS, V. S. dos. **Glândulas**. [S.d.]. Disponível em: <https://brasilescola.uol.com.br/biologia/glandulas.htm>. Acesso em: 10 dez. 2018a.

_____. **Tecido epitelial**. [S.d.]. Disponível em: <https://mundoeducacao.bol.uol.com.br/biologia/tecido-epitelial.htm>. Acesso em: 10 dez. 2018b.

SASDELLI, A. et al. Óptica geométrica, luz e cores. 2014. Disponível em: <https://www.ebah.com.br/content/ABAAAgefAAE/optica-geometrica-luz-cores>. Acesso em: 6 dez. 2018.

TECIDO cartilaginoso – cartilagem fibrosa: coloração hematoxilina & eosina. Disponível em: <http://www.micron.uerj.br/atlas/Cartilagem/cart7.htm>. Acesso em: 11 dez. 2018.

TECIDO conjuntivo propriamente dito. 16 abr. 2013. Disponível em: <http://histologianerd.blogspot.com/2013/04/tecido-conjuntivo-propriamente-dito.html>. Acesso em: 11 dez. 2018.

TECIDO epitelial glandular. [S.d.]. Disponível em: <http://www.universiaenem.com.br/sistema/faces/pagina/publica/conteudo/texto-html.xhtml?redirect=4356218822536441540161857 2948>. Acesso em: 10 dez. 2018.

TECIDO muscular. [S.d.]. Disponível em: <http://www.universiaenem.com.br/sistema/faces/pagina/publica/conteudo/texto-html.xhtml?redirect=6407214822533703929737761 9675>. Acesso em: 12 dez. 2018.

TECIDOS conjuntivos (conectivos) ou de natureza conjuntiva. [S.d.]. Disponível em: <http://biologia.ifsc.usp.br/bio1/apostila/bio1_parte_04.pdf>. Acesso em: 10 dez. 2018.

TERJUNG, R. L. **Adaptações musculares ao treinamento aeróbio**. 29 nov. 2012. Disponível em: <https://universidadedofutebol.com.br/adaptacoes-musculares-ao-treinamento-aerobio/>. Acesso em: 4 dez. 2018.

TORTORA, G. J.; DERRICKSON, B. **Corpo humano**: fundamentos de anatomia e fisiologia. 10. ed. Porto Alegre: Artmed, 2016.

UFRGS – Universidade Federal do Rio Grande do Sul. Biologia celular atlas digital. **Membrana plasmática e biomembranas**. Disponível em: <http://www.ufrgs.br/biologiacelularatlas/memb3.htm>. Acesso em: 14 jan. 2019.

WILLIAMS, K. W.; SCOTT, M. M.; ELMQUIST, J. K. Modulation of the Central Melanocortin System by Leptin, Insulin, and Serotonin: Co-ordinated Actions in a Dispersed Neuronal Network. **European Journal of Pharmacology**, v. 660, n. 1, p. 2-12, June 2011. Disponível em: <https://www.ncbi.nlm.nih.gov/pmc/articles/PMC3085544/pdf/nihms266369.pdf>. Acesso em: 4 dez. 2018.

Bibliografia comentada

ALBERTS, B. et al. **Biologia molecular da célula**. 6. ed. Porto Alegre: Artmed, 2017.

Livro que descreve a célula em seus aspectos estruturais e moleculares, além de toda a sua complexidade.

CARVALHO, H. F.; RECCO-PIMENTEL, S. M. **A célula 2001**. Barueri: Manole, 2001.

Obra de linguagem fácil que apresenta uma riqueza de informações a respeito da célula.

GARTNER, L. P.; HIATT, J. L. **Tratado de histologia em cores**. 4. ed. Rio de Janeiro: Guanabara Koogan, 2017.

Livro básico de fácil entendimento cujo objetivo é fundamentar os conceitos básicos da histologia baseados na aplicação clínica da biologia celular e molecular.

JUNQUEIRA, I. C.; CARNEIRO, J. **Biologia celular e molecular**. 9. ed. Rio de Janeiro: Guanabara Koogan, 2012.

Obra que explica a célula em seus aspectos estruturais e moleculares, de uma forma mais básica.

JUNQUEIRA, I. C.; CARNEIRO, J. **Histologia básica**. 13. ed. Rio de Janeiro: Guanabara Koogan, 2013.

Livro básico escrito por autores brasileiros e de fácil entendimento, cujo objetivo é fundamentar os conceitos básicos da histologia.

RIBEIRO, C. A. O.; REIS FILHO, H. S.; GRÖTZNER, S. R. **Técnicas e métodos para utilização prática em microscopia**. São Paulo: Santos, 2012.

Livro que descreve de forma completa as metodologias empregadas para o estudo de células e tecidos.

TORTORA, G. J.; DERRICKSON, B. **Corpo humano**: fundamentos de anatomia e fisiologia. 10. ed. Porto Alegre: Artmed, 2016.

Obra que reúne informações sobre a estrutura e as funções do corpo humano, com ênfase na homeostase.

Respostas

Capítulo 1

Atividades de autoavaliação

1. c
2. d
3. a
4. a
5. e

Capítulo 2

Atividades de autoavaliação

1. b
2. c
3. d
4. d
5. a

Capítulo 3

Atividades de autoavaliação

1. a
2. c
3. d
4. b
5. d

Capítulo 4

Atividades de autoavaliação

1. c
2. c
3. a
4. b
5. a

Capítulo 5

Atividades de autoavaliação

1. d
2. b
3. c
4. c
5. b

Capítulo 6

Atividades de autoavaliação

1. b
2. d
3. d
4. a
5. c

Sobre a autora

Vera Lucia Pereira dos Santos é licenciada em Ciências Biológicas, pela Universidade Federal do Paraná (UFPR); especialista em Tutoria em EAD, pelo Centro Universitário Internacional Uninter; mestra em Morfologia, pela UFPR; e doutoranda do Programa de Pós-Graduação em Medicina Interna, também pela UFPR. É coordenadora do Curso Superior de Tecnologia em Gestão em Vigilância em Saúde, na modalidade EAD, no Centro Universitário Internacional Uninter. Para os cursos de graduação da área da saúde, ministrou as disciplinas de Biologia Celular, Embriologia, Histologia Básica e Histologia de Sistemas.

Anexos

Figura A Micrografia de cílios em células do epitélio pseudoestratificado da traqueia

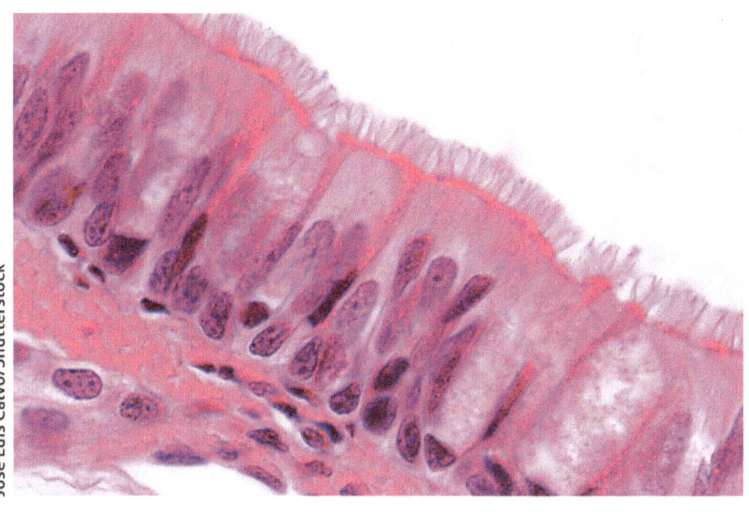

Jose Luis Calvo/Shutterstock

Figura B Micrografia de microvilos em epitélio simples do túbulo proximal do rim

Jose Luis Calvo/Shutterstock

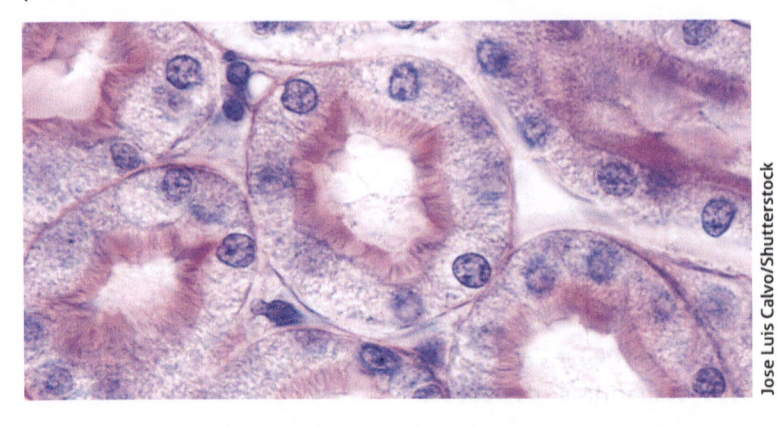

Figura C Micrografia de pericôndrio e cartilagem elástica

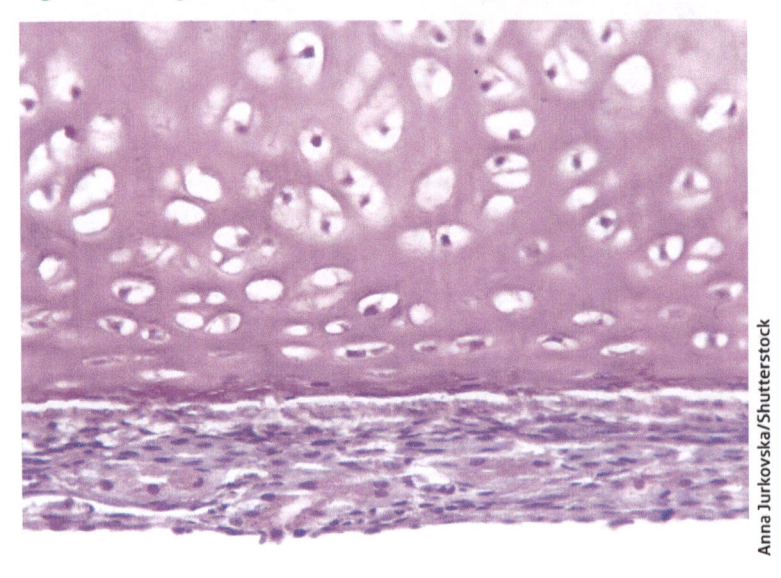

Anna Jurkovska/Shutterstock

Figura D Micrografia de cartilagem hialina

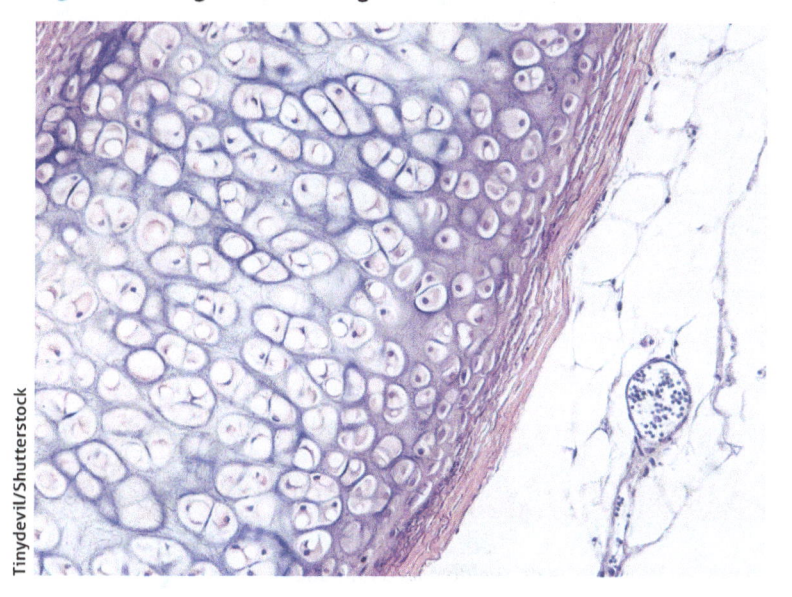

Figura E Micrografia de cartilagem elástica

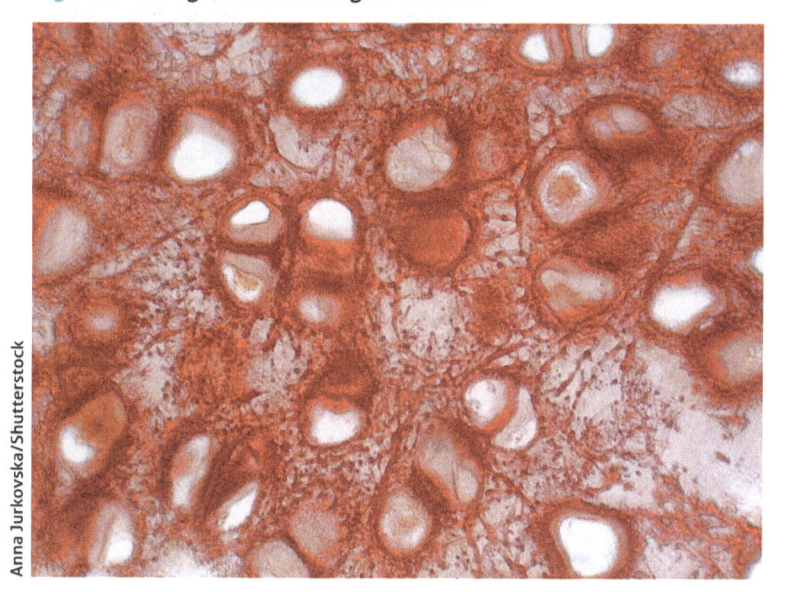

Figura F Micrografia de cartilagem fibrosa

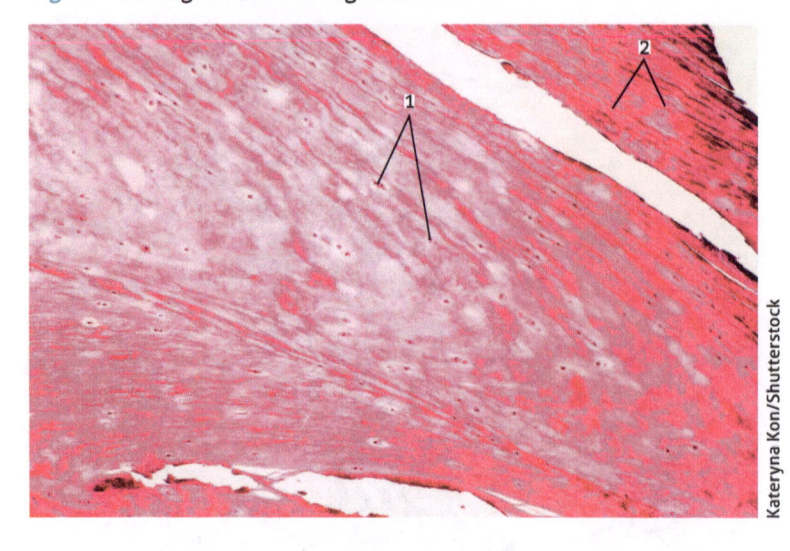

Figura G Micrografia do tecido ósseo humano

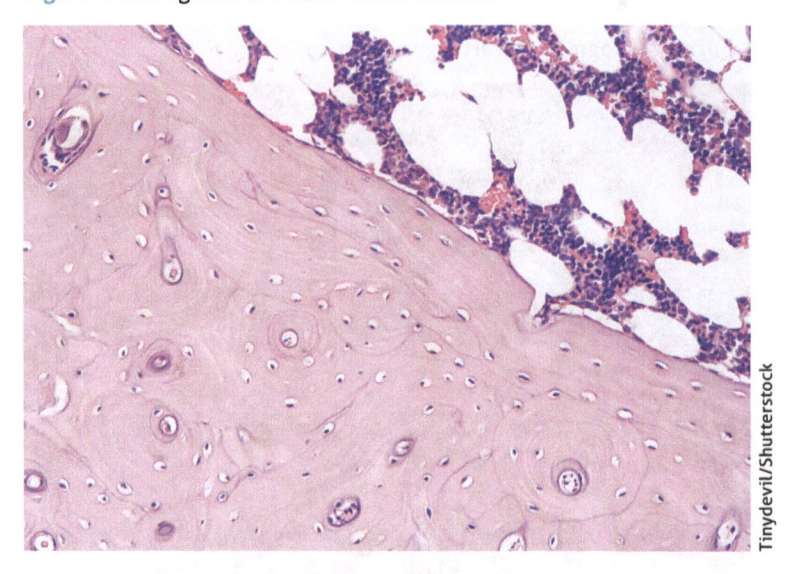

Figura H Micrografia de tecido adiposo unilocular

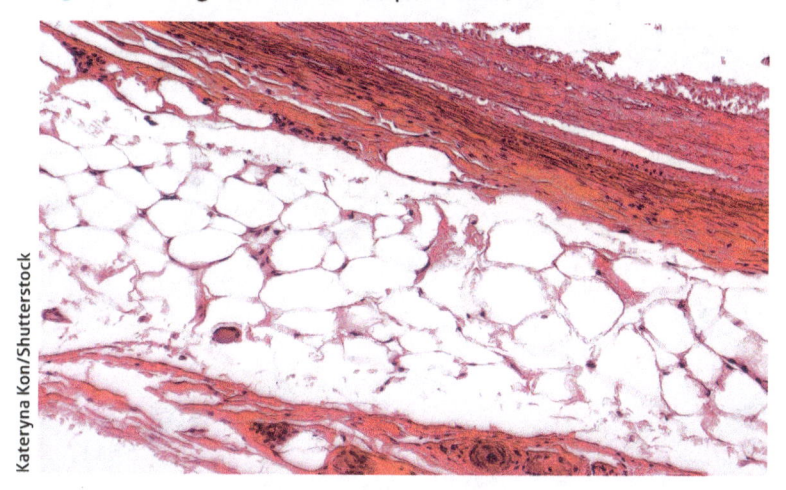

Figura I Gorduras branca (parte inferior) e marrom (parte superior) coradas com hematoxilina e eosina

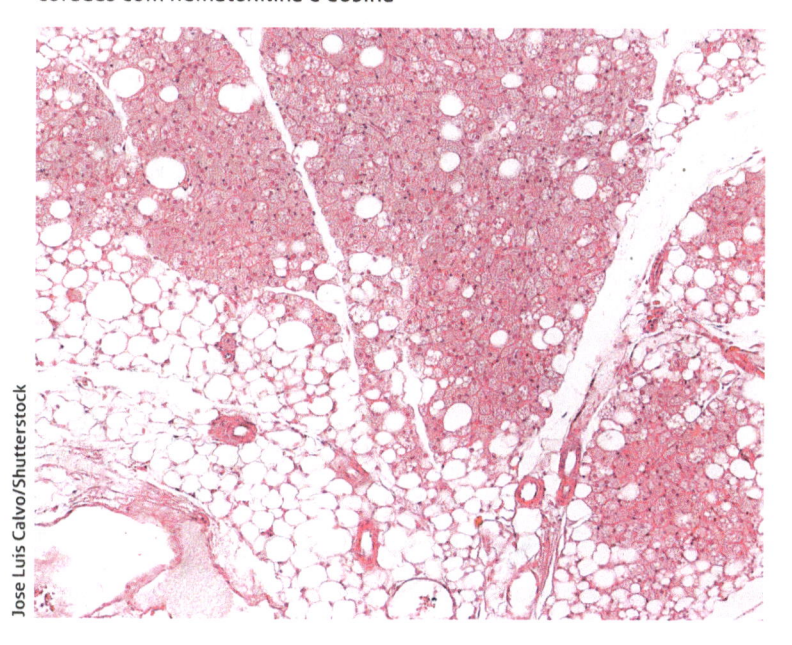

Figura J Micrografia do tecido muscular estriado esquelético

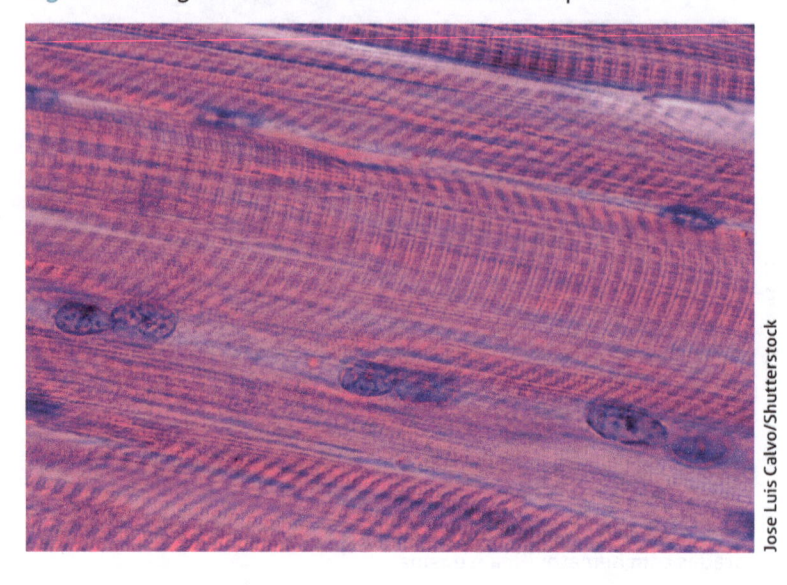

Figura K Micrografia do tecido muscular estriado cardíaco

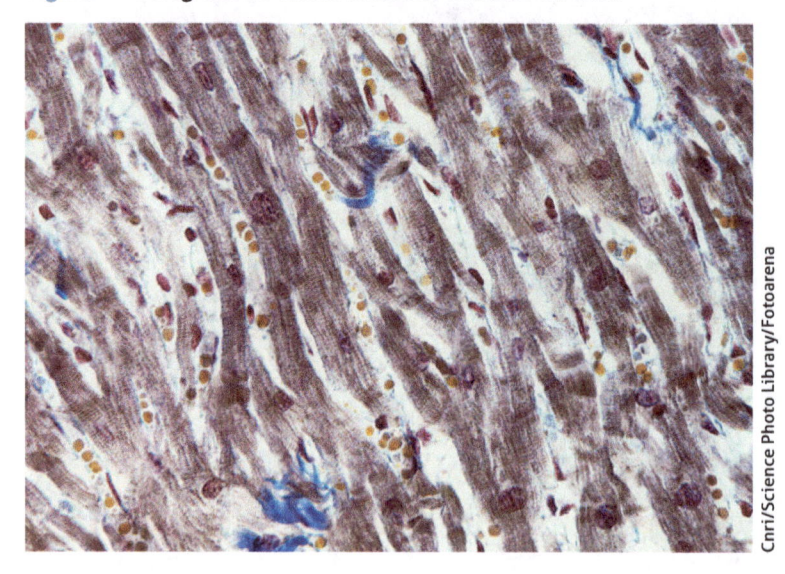

Figura L Micrografia do tecido muscular liso

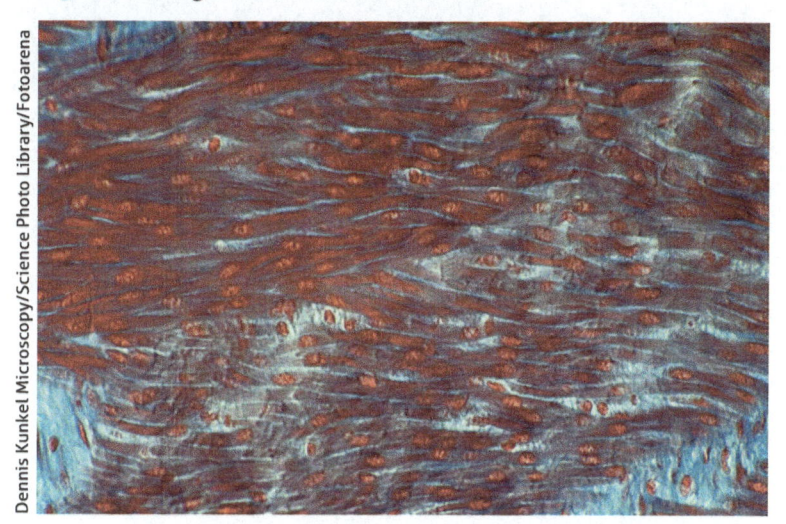

Figura M Eletromicorgrafia de neurônios através de microscopia eletrônica de varredura

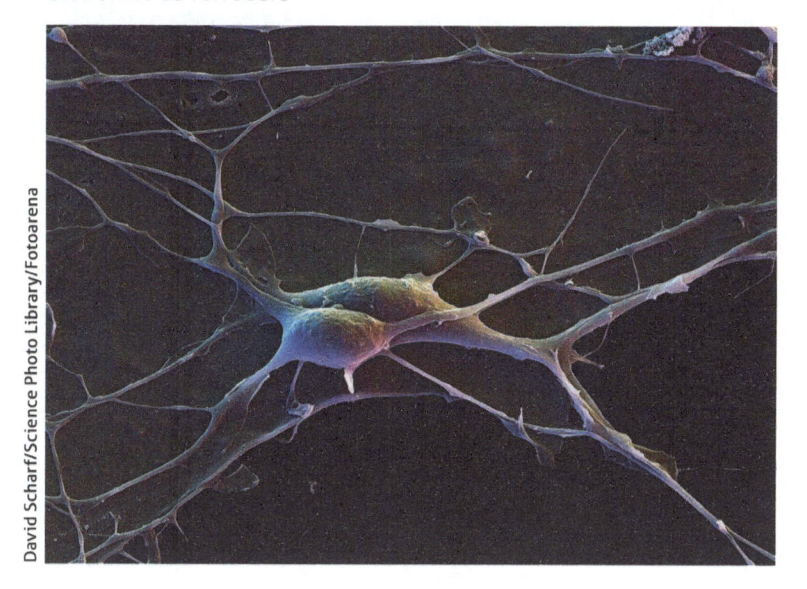

Impressão:
Maio/2019